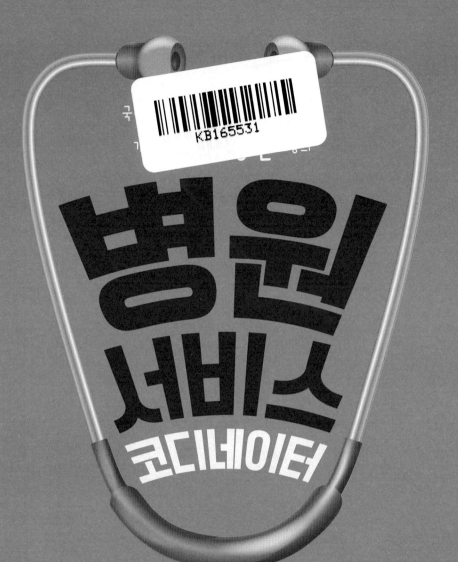

병원 서비스 코디네이터

입문에서 성공까지

Preface

편저자의 말

이 책을 펴내며…

의료서비스 경쟁이 심화될 무렵인 1997년 개원가의 요청으로 국내 최초 병원코디네이터 프로그램을 개발하고 교육에 몸담아 오면서 만났던 많은 원장님들과 수강생분들의 응원이 없었다면 이 책은 세상에 나오지 않았을 것이라 생각합니다.

이제 병원코디네이터라는 직업이 의료계에서 하나의 전문직이자 여성 유망직종으로 각광받는 시대가 됨에 따라 과거보다 현저히 많은 교육기관들이 생겨나고 연간 수만여 명이 병원코디네이터 자격증 취득을 위해 주야로 땀을 흘리면서 공부하고 있습니다.

이 책은 단순히 자격증 취득을 위한 준비뿐만이 아니라 병원코디네이터로서의 올바른 역할과 비전을 제시하고 있습니다. 따라서 이제 막 준비하려고 하는 입문자에서부터 중간관리자로서의 핵심역량을 갖추고자 하는 분들에게까지 좋은 지침서의 역할을 할 수 있을 것입니다.

본서는 다음과 같은 네 가지에 주안점을 두어 집필하였습니다.
첫째 최대한 단시간에 자격취득을 할 수 있도록 노력하였습니다.

둘째 수험생이 꼭 알고 있어야 할 사항을 담았습니다.

셋째 이론을 기본으로 실무에서의 학습방향을 제시하기 위해 노력하였습니다.

넷째 의료인으로서의 핵심역량 향상을 위한 내용을 담았습니다.

마지막으로 이 책이 나오기까지 개인적으로 많은 도움을 주신 이화여자대학교 평생교육원 주영주 원장님, 이종희 부원장님, 이나영 교학실장님, 김유신 연구원님, 연세대학교 평생교육원 이종수 원장님, 김선덕 연구원님, 이화여자대학교 김숙경 교수님, 곽삼근 교수님, 김애련 교수님께 감사의 인사를 드립니다.

의료계 Motivator 김성영

편집자의 말 >>>

01 병원코디네이터에 대하여

병원코디네이터는 병·의원의 핵심역량으로 의료기관에서 환자를 위하여 제공할 수 있는 가장 기본적인 리셉션 업무에서부터 환자관리, 상담, 사후관리, 병원보조업무, 병원홍보 등의 업무와 의료진이 환자에게 가장 적합한 의료서비스를 제공할 수 있는 업무자질이 필요한 직종입니다. 의료시장의 개방과 함께 선진병원의 경쟁력을 갖추기 위하여 의료계 핵심인력으로서의 병원코디네이터의 역할이 점차 부각될 것으로 전망되고 있는 21세기 신유망 직종입니다.

02 본서의 구성 및 특징

- 본서는 다수의 시행처에서 출제되고 있는 시험을 준비하는 데 있어 가장 핵심이 되는 이론을 엄선하였습니다.
- 챕터별로 실전문제를 수록하여 시험의 문제유형을 파악하고 이론학습 후 바로바로 이를 활용하여 문제풀이를 할 수 있도록 하였습니다.
- 현대적인 감각의 눈이 편안해지는 내지 디자인으로 장시간 교재를 보아도 피로도와 지루함을 덜 수 있도록 기획하였습니다.

이 책으로 학습하시는 독자님의 합격을 기원합니다.

편집자 올림

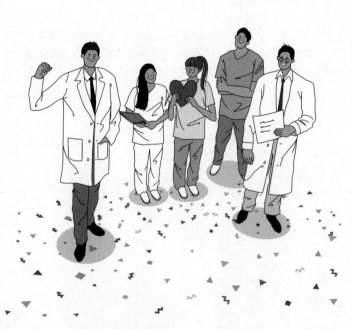

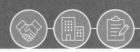

시험안내 ⋙

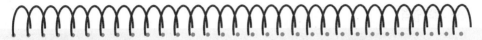

※ 자격시험에 대한 정보는 다양한 병원(서비스)코디네이터 시험 중 아웃라인을 제시하기 위하여 한 기관(국제의료관광코디네이터협회)의 시험을 특정하였으나 자세한 내용은 시행하는 기관별로 달라질 수 있기 때문에 반드시 응시하고자 하는 기관에서 직접 확인하실 필요가 있습니다.

합격기준
각 과목 100점 만점에 평균 60점 이상(한 개 과목이 40점 미만인 경우는 과락)

응시자격
고졸 이상의 학력 소지자로서 병원서비스코디네이터 관련 30시간 이상의 교육과정을 이수한 자

※ 국내 모든 교육기관에서 30시간 이상 교육 시 응시가능[이 경우 교육수료증 사본을 스캔이나 사진으로 국제의료관광코디네이터협회 이메일(imca@imca.kr)로 제출]

시험과목
총 3개 과목으로 100점 만점에 25문항 객관식으로 구성

과 목	배 점	문항수(객관식)	시 간
병원서비스 실무	100점	25	입실 : 10:00 시험 : 10:20~12:00 (100분)
병원고객만족경영 실무	100점	25	
병원진료지원 실무	100점	25	

시험 세부영역

과 목	대영역	세부영역
병원서비스 실무	병원코디네이터의 이해	• 병원코디네이터의 개념 • 병원경쟁력 강화를 위한 코디네이터의 역할 • 병원코디네이터의 가치와 비전
	서비스매너	• 이미지 메이킹의 4단계 • 병원의 이미지 • 코디네이터의 이미지 메이킹 포인트
병원고객만족경영 실무	MOT	• 병원서비스 실무(MOT) • 고객의 소리(VOC) 수집 • 병원프로세스 분석 및 고객접점 설계 • MOT Flow Chart 작성
	환자상담	• 고객접점별 환자의 욕구파악 • 환자상담자로서의 이미지 메이킹 • 치료동의율 향상을 위한 상담 • 환자상담 역할의 가치와 비전
	내부고객 관리	• 커뮤니케이션 • 외부환경의 변화 • 병원 인적 자원관리 • 리더십
병원진료지원 실무	보건행정	• 병원관리 실무(보건행정) • 원무관리의 정의 및 의미 • 보건의료 및 목적
	의료법규	• 공중보건에 대한 이해 • 의료법규에 대한 이해
	의료마케팅	• 시장세분화 • 표적시장 선정 및 포지셔닝 전략 • 서비스마케팅 • 고객만족도 조사 • 병원 모니터링의 의의 및 방법

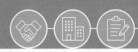

제3과목 병원진료지원 실무

제1과목

병원서비스 실무

(주)시대고시기획
(주)시대교육

www. **sidaegosi**.com

시험정보 · 자료실 · 이벤트
합격을 위한 최고의 선택

시대에듀

www. **sdedu**.co.kr

자격증 · 공무원 · 취업까지
BEST 온라인 강의 제공

I wish you the best of luck!

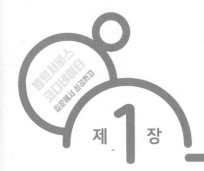

제1장 병원코디네이터의 이해

01 / 병원코디네이터의 개념

1. 개 요

(1) 의 의

① 병원코디네이터란 병원에서 고객(환자, 원장, 직원)의 가치창출을 극대화하기 위하여, 병원의 이미지를 차별화하고, 관련된 분야에서 의료서비스를 제공함으로써 환자들이 감동하여 평생고객으로 내원할 수 있도록 기획·관리·집행하는 전문가이다.

② 병원에서 환자·원장·직원 사이의 상호관계를 원활하게 조정하여 신뢰감 있는 병원근무 분위기를 조성하는 중간관리자이다. 즉, 조정자로서 고객접점관리, 교육 등의 직무를 수행한다. 환자와 의사의 중간에서 환자에게는 환자의 입장에 가까운 말과 감정으로 환자가 치료에 적극 협조할 수 있도록 설득시키고 의사에게는 미리 교육받은 설득된 환자를 대하도록 함으로써 보다 수월하게 진료에 임하도록 도와준다.

③ 원장의 진정한 파트너로서 경영을 지원하는 역할을 수행한다.

④ 병원을 진정한 서비스기관으로 만드는데 기여하는 총책임자로서의 역할을 수행한다.

(2) 코디네이터와 고객과의 관계

① 코디네이터에게 고객은 함께 성장해 가는 파트너이다.

② 코디네이터와 고객은 수평적인 관계에 있다.

③ 코디네이터에게 고객은 수단이 아닌 목적으로 코디네이터의 존재 이유를 확인해 준다.

④ 코디네이터는 고객을 돕는 귀한 일을 수행하는 사람(Helper)이다.

(3) 주요업무

① 병원 내 친절서비스의 관리

② 고객 및 병원의 전반적인 이미지 형성

③ 환자와 보호자에 대한 서비스 개선
④ 전화상담과 내방객상담, 환자 및 보호자 응대
⑤ 리셉션에서의 수납 및 예약, 진료계획 수립
⑥ 진료실에서의 이미지 차별화를 통한 고객만족 유도
⑦ 병원서비스 품질의 관리

더 알아보기

리셉션 3S 전략

전 략	내 용
Smile	• 건강한 얼굴, 밝은 미소, 단정한 용모, 명랑한 음성, 정중한 자세, 어려운 상황에서도 미소를 잃지 않는 여유
Service	• 고객의 입장이해, 고객과의 약속이행, 친절한 응대, 신뢰감을 주는 태도와 일처리 능력
Speed	• 업무의 표준화로 인한 신속한 일처리, 고객중심 진료

2. 코디네이터의 유형 및 자질

(1) 코디네이터의 유형

유 형	업 무
리셉션코디네이터	• 접수, 수납, 예약, 전화상담, 고객관리 등을 담당하고 있으며 병원에 들어섰을 때 가장 먼저 만나게 되는 코디네이터
서비스코디네이터	• 환자와의 원활한 관계형성을 담당하고 있으며 또한 병원의 서비스 평가를 통하여 부족한 부분을 개선해 나가며 직원친절 교육을 담당하는 코디네이터
상담코디네이터	• 진료 전후의 전반적인 상담을 담당하고 있으며, 환자의 치료결정을 돕는 역할을 담당하는 코디네이터
매니저코디네이터	• 모든 코디네이터를 관리하며, 직원관리 및 고객관리를 총체적으로 담당하는 코디네이터
진료코디네이터	• 의사와 진료팀 간의 원활한 치료중재를 담당하는 코디네이터
마케팅코디네이터	• 의료계의 시장조사와 고객분석을 통한 병원 내적·외적 홍보를 기획하는 코디네이터

(2) 병원코디네이터가 갖추어야 하는 자질

① 타인을 배려하는 친절한 마음가짐
② 사교적이며 활발한 대인관계능력
③ 고객 및 내부 직원상담 및 커뮤니케이션능력
④ 리더십과 책임감
⑤ 투철한 직업의식과 프로의식
⑥ 병원과 관련한 직업적 지식
⑦ 세심한 관찰력과 분석력

02 / 병원경쟁력 강화를 위한 코디네이터의 역할

1. 병원의 이미지 차별화

(1) 병원의 철학과 비전을 설정하라

① 형식적인 철학과 비전이 아닌 병원의 설립목적에 맞는 철학과 비전을 설정하여야 한다.
② 설정된 철학과 비전을 팀원에게 전달하고 팀원 각 개인의 가치관, 비전과 공유하고 연계할 수 있도록 함으로써 함께 성장할 수 있도록 해야 한다.

> **더 알아보기**
>
> 고객이 병원을 찾지 않는 이유
> • 통증 : 아프면 어떡하나 싶어 진료를 차일피일 미룬다. 코디네이터는 병원을 찾아온 고객의 용기를 먼저 칭찬해 주고 고객이 솔직하게 두려움을 표현할 때는 엄살 부리는 것으로 대하지 말고 잘 들어주어 공감한다.
> • 비용부담 : 고객의 금전적 부담을 덜어주고자 다양한 지불방법을 제시할 수 있다.
> • 시간부족 : 직장인들을 위해 야간 또는 점심시간을 이용한 진료, 휴일진료 등의 해결책을 모색한다.
> • 응급성에 대한 인식부족 : 질환에 대한 응급성에 대한 인식부족으로 증상이 심하게 나타날 때까지 참는 경우가 많다.
> • 신뢰부족 : 병원의 일반적인 설명보다는 고객을 진료과정에 참여하게 하는 것이 좋다.

(2) 병원의 고객유형 및 니즈를 분석하라

① 주요고객의 성향(진료 I.Q/경제적 여유) 분석

성 향	특 징
진료 IQ 높고, 경제력 높은 환자	• VIP 그룹이다. • 치료에 쉽게 동의하고 비용을 기꺼이 지불한다. • 고객 로열티 형성에 주력해야 한다. • 환자이름 등을 기억하는 것뿐 아니라 VIP 프로그램을 만들어 관리해야 한다(명확한 기준도 만들어 놓아야 함 : 치료비용 지불액, 소개환자 등).
진료 IQ 높고, 경제력 낮은 환자	• 너무 무리하게 포괄적인 진료를 권하면 주요증상마저 치료를 안 할 수 있으므로, 무 리하게 진료동의를 권하지 않는다. • 진료 IQ가 높은 것에 대해서는 칭찬을 해준다. • 정기적인 리콜이 필요하다.
진료 IQ 낮고, 경제력 높은 환자	• 잘못된 의학정보를 가지고 있는 경우가 많다. • 환자교육에 치중한다. • 구두상의 설명보다는 시각적 · 온라인적 각종 자료를 통해서 진료의 필요성을 일깨워 준다.
진료 IQ 낮고, 경제력 낮은 환자	• 병원 이미지 형성에 주력한다. • 치료권유보다는 포괄적인 진료에 관한 정보만 주어도 만족한다. • 이 계층이 나가서 다른 이들에게 병원의 이미지를 홍보하는 데 큰 힘이 된다.

② 불만족한 고객이지만 거래를 재개할 고객의 비율에 관한 연구결과

유 형	결 과
불평불만을 안 한 경우	• 37% (63%는 돌아오지 않는다) : 가장 무서운 환자들이다.
불평을 하였지만 불만이 해결되지 않은 경우	• 46% (54%는 돌아오지 않는다)
불만이 해결된 경우	• 70% (30%는 돌아오지 않는다)
불만이 빨리 해결된 경우	• 95% (단지, 5%만 돌아오지 않는다)

③ 기타 나이, 직업 등을 대상으로 하여 고객을 분석한다.

(3) 지역사회의 특성을 분석하고 주요집중목표(Target)를 설정하라 : 진료스타일, 진료환경 등의 점검

① 병원이 위치한 지역의 연령, 직업, 환경 등을 분석해 주요집중목표를 설정해야 한다.

② 설정된 주요집중목표에 맞는 진료스타일, 진료환경 등을 조성한다. 노인인구가 많은 곳은 편안하고 안락한 진료환경을, 직장인이 많은 곳은 신속하고 실용적인 진료환경을, 어린이가 많은 곳은 밝고 화사한 진료환경을 조성한다.

(4) 내부·외부 마케팅의 필요성을 이해하고 실천방안을 모색하라

요 소	특 징
Product (상품)	• 마케팅믹스전략의 가장 기본이 되는 선결요건으로 좁은 의미에서는 고객에게 팔려고 하는 상품을 말하고, 넓은 의미에서는 고객의 욕구를 충족시킬 수 있는 유형·무형의 모든 것을 말한다. • 과거에는 좋은 제품이 잘 팔렸지만, 경쟁시대에는 나쁜 제품이 없다. 지금은 누가 더 고객이 원하는 상품을 창조하는가의 시대이다.
Price (가격)	• 상품과 화폐의 교환비율이다. • 병원입장에서 가격전략은 수익을 창출하고 의료서비스 소요비용을 충당하는 역할을 담당하게 된다. 한편, 고객의 입장에서는 이러한 가격뿐만 아니라 그 서비스를 구매하기 위해 들어가게 되는 시간과 노력 등 여러 가지를 비용으로 인식하게 된다. 따라서 병원에서는 고객들이 기꺼이 그 의료서비스를 구매할 마음이 유발되도록 다양한 노력을 해야 한다.
Place (장소)	• 상품과 서비스가 생산자로부터 최종소비자에게 전달되는 구조적인 과정을 의미한다. • 의료서비스를 고객들에게 제공하는 것은 언제, 어디서, 어떻게 고객에게 전달할 것인가의 문제로써 전달방법과 경로가 포함되게 된다. 전달과정은 의료서비스의 특성에 따라 물리적 혹은 사이버 공간상에서 이루어지는 전자적 경로도 포함된다. 또한, 전달과정의 속도와 편이성에 대한 중요성이 갈수록 높아져 이러한 요소들이 주요변수로 자리잡아가고 있다.
Promotion (촉진)	• 현재의 고객과 잠재고객과의 커뮤니케이션활동을 전개하여 상품을 알리고 다른 병원상품과 비교하여 설득하고 고객의 구매성향을 바꾸어나가는 마케팅활동을 말한다.
People (사람관리)	• 합리적인 인사관리와 교육을 통한 서비스의 질의 확보와 고객만족을 추구하는 마케팅믹스의 요소이다.
Physical Evidence (시설)	• 점포의 시설 이미지를 통해 고객에게 만족을 추구하는 마케팅믹스의 요소이다.
Process (작업진행)	• 지속적인 고객서비스의 원활한 흐름을 위한 시스템의 개발과 활용을 통해 고객에게 만족을 주는 마케팅믹스의 요소이다.

(5) 병원 문화를 차별화하라 : 내부고객 관리 및 팀워크 강화

① 직원채용

병원의 성공여부를 좌우하는 것은 인사이다. 따라서 의료진을 포함한 전 직원에 대한 치밀한 인재등용이 요구된다. 채용에 있어서 서비스성향을 가진 사람들을 채용하는 것은 서비스기업인 병원에 있어서는 아주 중요한 과제이다.

② 교육 및 훈련

직원에 대한 교육이 형식적으로 보일 수도 있지만 실제로 실무와 이론은 서로 동떨어진 것이 아니라 보완적이다. 병원도 지식경영시대인 현대에는 보다 양질의 교육활성화와 함께 이론을 통한 실무전파교육이 반드시 필요하다.

③ 팀 커뮤니케이션

팀 구성원 간에 정보의 공유나 의사결정을 전달하는 중요한 수단으로, 활발한 팀 커뮤니케이션을 통해 서로의 견해와 아이디어를 자유롭게 주고받아 업무상의 지속적인 개선을 이루어 나갈 뿐만 아니라, 유대감도 튼튼히 다져 탁월한 팀워크를 발휘함으로써 팀 성과, 나아가 기업 성과까지 향상시키게 된다는 것이다.

2. 내부고객의 로열티 창조

(1) 내부고객의 로열티가 환자의 만족도에 끼치는 영향

환자를 만족시키기 전에 내부직원의 로열티 형성이 최우선이며, 장기근속직원이 고객가치를 창조한다.

(2) 팀 내의 시너지를 높이는 리더의 역할

각 팀원의 핵심역량을 파악한 후에 팀원의 자기계발에 적극 협조하며, 팀원 간의 갈등 발생 시 원만하게 해소할 수 있는 능력을 강화시켜야 한다.

(3) 직원들의 인사관리를 위한 리더의 역할

병원서비스 업무에 적당한 직원을 뽑기 위한 채용문화를 점검하고, 채용된 수습직원이 로열티 높은 충성사원으로 거듭나도록 교육하며, 일정한 기간마다 합리적인 평가가 가능한 시스템개발을 통해 병원의 가치를 창조하는 리더십을 발휘하여야 한다.

3. 병원 프로세스 리엔지니어링(Re-engineering)을 통한 전략적인 환자 관리

(1) 환자의 눈높이로 병원의 프로세스를 이해하고 점검하여야 한다

① 병원 프로세스 Re-engineering을 위해 환자의 입장에서 항상 병원서비스를 재평가하고 병원 경쟁력강화를 위한 아이디어뱅크로서의 역할을 한다.

② MOT (Moments of Truth)를 활용한 병원서비스 피드백(Feedback)을 실시한다.

(2) 병원의 개선방안을 위한 파레토 분석(80:20의 법칙)을 한다

① 내부직원 중에서 열심히 일을 하는 직원은 20%이고 나머지 80%는 열심히 일을 하지 않는다.

② 병원에서 20%의 고객으로부터 전체매출의 80%가 나온다.

③ 고객불만의 80%가 20%의 특정부분에서 나온다. 따라서 병원의 개선에서도 모든 부분에 대한 개선보다는 특정부분의 개선에 집중하도록 하는 것이 현명하다.

(3) 기 타

① 환자응대 부문별 규칙(Protocol), 환자와의 커뮤니케이션 흐름도(Flow Chart), 전략적인 진료약속 관리지침 등을 작성하여 병원 내의 차별화된 환자관리를 통해 경쟁력을 강화한다.

② 병원에 내원하는 환자들을 유형별로 분석하여 보건의료인으로서 그에 맞는 환자교육 방안 등을 연구하여 내부마케팅(Internal Marketing)의 중요성을 인식하고 실천한다.

더 알아보기

코디네이터의 셀프 리더십(Self Leadership) 향상을 위한 제언('성공하는 사람들의 7가지 습관' 활용)

① 주도적이 돼라.
② 목표를 확립하고 행동하라.
③ 소중한 것을 먼저 하라.
④ 윈–윈을 생각하라.
⑤ 경청한 다음에 이해시켜라.
⑥ 시너지를 활용하라.
⑦ 끊임없이 쇄신하라.

03 / 병원코디네이터의 가치와 비전

1. 경영패러다임의 변화

(1) 하트경영

의료계에서 하트경영은 마음으로 하는 경영을 말한다.

(2) 골드칼라경영

손발(블루칼라)이나 두뇌(화이트칼라)가 아닌 마음의 에너지가 충만한 사람, 고객의 마음을 사로잡고 감동을 주는 경영을 말한다. 이 경우는 진료중심이 아닌 진료를 받는 환자의 마음을 더 이해하는 경영을 말한다.

> **더 알아보기**
>
> 골드칼라에서의 골드(GOLD)의 특성
> - 금처럼 반짝이는 아이디어 : 고객이 감동할 수 있는 아이디어를 창출해 실행함으로써 고객감동을 이끌어 내는 것이다.
> - 금처럼 유연함 : 리더로서의 유연성이 필요하다(때론 거절, 그리고 예전엔 카리스마 · 추진력 · 결단력만 필요하였지만 이제는 부드럽게 거절할 수 있는 유연함이 필요하다). 받아들이기 어려운 부탁에 대한 지혜로운 거절이나 갈등 사이에서의 유연한 해결, 융통성 있는 대처(화가 난 환자와 같이 화내지 않고 유연하게 해결-의료분쟁 예방)하는 것이다.
> - 금처럼 순수한 열정 : 환자를 무조건 진료에 끌어들이고자 하는 경영적인 면보다는 최적의 진료를 위한 순수한 열정이 성공으로 이끈다. 팀원들과 함께 환자에게 최적의 진료를 받을 수 있도록 노력을 같이 하여야 성공한다.
> - 금처럼 부가가치를 나타내는 특성 : 아무리 좋은 진료를 해도 환자에게 감동이 이어지지 않고 환자가 그 가치를 인정하지 않는다면 소용이 없다. 어떤 부분에 대해 코디네이터가 기여를 하였다면 그것에 대한 부가가치를 창출해 내어야 한다.

2. 경영패러다임의 변화에 따른 코디네이터의 가치와 비전

(1) 코디네이터의 가치

① 서비스마케팅 시대의 주역

병원코디네이터는 서비스마케팅 시대의 주역으로, 의료계의 뉴 패러다임의 변화(병원중심의 서비스에서 고객중심의 서비스로의 변화)를 알고 팀 리더십을 성공적으로 이끄는 주역이라 할 수 있다.

② 동기부여형 리더(Motivator)

모티베이터(Motivator)는 기업에서 본인 자신은 물론 가족과 부하, 상사, 친구, 업계지인, 소비자 모두의 마음을 움직이고 감동시키는 사람을 말한다. 병원경영은 사람경영이며 병원코디네이터는 효과적으로 팀 커뮤니케이션을 이끌고 환자, 직원, 의료진과의 일대일 상담에 능숙하여 팀원의 연결고리로서의 역량을 발휘하는 사람이다.

③ 고객 로열티경영의 리더

고객 로열티경영이란 핵심고객과의 관계를 구축하고 유지하는 경영전략이다. 즉, 고객에게 기업이 평생가치를 제시하며 고객만족을 이끌어내고 일반고객을 장기 애호도고객으로 만들어 가는 것을 말한다. 쉽게 말하면 고객들에게 기업의 상품이라든가 서비스에 애호도를 갖도록 이끄는 것을 말한다.

④ 진료팀의 가치창조

타 병원의 벤치마킹을 통해 병원경영 컨설턴트(Consultant)로서 그 병원에 꼭 맞는 서비스를 개발하여 진료팀의 가치를 창조하는 리더십을 발휘하는 사람이다.

⑤ 의료계 신지식인으로서의 환자교육의 첨병

의료계에서는 병원서비스 전문인력으로 환자교육의 첨병역할을 하는 병원서비스코디네이터의 수요가 급증하고 있으며 병원코디네이터는 정부에서 신지식인으로 지정하였다.

(2) 병원코디네이터로서의 비전

① 외 국

미국과 유럽 등 의료선진국에서는 이미 오래전부터 병원경영의 성공파트너로 병원코디네이터가 자리매김하고 있다.

② 우리나라

㉠ 우리나라에 처음 도입당시만 해도 접수대를 지키며 단순히 친절안내 정도의 역할만을 수행했었다.

㉡ 1997년 IMF 등 경제위기와 의료대란을 돌파하기 위한 고객만족경영의 견인차로 고객서비스가 물망에 오르기 시작하면서 치과, 성형외과, 피부과 등 비급여 의존도가 높은 의료기관을 중심으로 앞 다투어 병원코디네이터를 서비스 일선에 배치하기 시작했다.

㉢ 의료서비스가 고객만족서비스로 그 영역이 확대됨에 따라 고객응대뿐만 아니라 진료상담과 환자관리, 고객접점관리, 병원마케팅과 경영지원 등 점점 업무영역을 넓혀가고 있다.

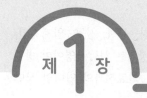

실전문제

01 병원에서 코디네이터의 역할 개념은?

① 내원한 고객에게 적절한 양질의 치료를 받을 수 있도록 최대한 배려한다.

② 의료지식과 풍부한 지식을 전달만 한다.

③ 항상 수동적으로 대답한다.

④ 언제나 준비되어 있는 말로만 안내해 드린다.

해설

병원코디네이터의 역할

• 병원을 찾아오는 고객들의 문의사항이나 치료에 관한 불안감 등을 상담을 통해 해소시켜주는 전반적인 병원의 서비스업무를 주로 맡아서 하는 서비스전문가의 역할을 한다.

• 의료지식뿐만 아니라 병원진료에 도움에 되는 다양한 내용들을 환자나 보호자에게 알려주어 진료를 받는데 불편이 없도록 하여야 한다.

• 능동적으로 고객에게 필요한 것은 알려주어야 한다.

• 준비된 말이 아닌 환자와 당시 상황에 맞는 안내를 제공하여야 한다.

02 병원코디네이터에 대한 설명으로 옳지 않은 것은?

① 고객의 가치창출을 극대화한다.

② 병원의 이미지를 타 병원과 동일화한다.

③ 환자들을 감동시켜 평생고객을 만든다.

④ 병원에서 기획 · 관리 · 집행하는 전문가이다.

해설

병원의 경쟁력 강화를 위해서 다른 병원과 차별화되는 이미지를 구축하여야 한다.

03 코디네이터의 의미로 적합하지 않은 것은?

① 병원구성원 간의 커뮤니케이션을 촉진하는 사람이다.

② 병원의 경영을 선도해 나가는 사람이다.

③ 병원의 서비스 부문의 총책임자로서의 역할을 수행한다.

④ 조정자로서 고객접점관리, 교육 등의 직무를 수행한다.

해설

병원의 경영을 선도해 나가는 사람은 병원장이며, 코디네이터는 원장의 진정한 파트너로서 경영을 지원하는 역할을 수행한다.

병원코디네이터의 역할

• 의사와 직원 간의 중간에서 원활한 커뮤니케이션이 이루어질 수 있도록 돕는다.

• 원장의 진정한 파트너로서 경영을 지원하는 역할을 수행한다.

• 조정자로서 고객접점관리, 교육 등의 직무를 수행한다. 즉 환자와 의사의 중간에서 환자에게는 환자의 입장에 가까운 말과 감정으로 환자가 치료에 적극협조할 수 있도록 설득시키고, 의사에게는 미리 교육받은 환자를 대하도록 함으로써 보다 수월하게 진료에 임하도록 도와준다.

• 병원을 진정한 서비스기관으로 만드는데 기여하는 총책임자로서의 역할을 수행한다.

04 코디네이터와 고객과의 관계에 대한 설명이 틀린 것은 무엇인가?

① 코디네이터에게 고객은 함께 성장해가는 파트너이다.

② 코디네이터와 고객은 수직적인 관계에 있다.

③ 코디네이터에게 고객은 수단이 아닌 목적으로 코디네이터의 존재이유를 확인해 준다.

④ 코디네이터는 고객을 돕는 귀한 일을 수행하는 사람(Helper)이다.

해설

코디네이터와 고객은 수평적인 관계에 있다.

05 병원코디네이터로서 서비스 기본마인드에 적합하지 않은 것은?

① 고객(환자)을 차별하여 대해서는 안 된다.

② 고객(환자)이 갖는 사전기대를 충족시켜야 한다.

③ 고객(환자)의 고통을 헤아려 많은 질문보다는 묻는 내용만 대답한다.

④ 고객(환자)을 섬김의 자세로 응대해야 한다.

해설

고객(환자)의 마음을 헤아려 묻는 내용에 대한 답변뿐만 아니라 따뜻한 말 한마디가 더해진다면 아주 작은 서비스이지만 고객이 감동하게 된다.

안심Touch

06 병원코디네이터의 주요업무에 해당하지 않는 것은?

① 고객 및 병원의 전반적인 이미지 형성
② 전화상담과 내방객상담, 환자 및 보호자 응대
③ 리셉션에서의 수납 및 예약, 진료계획 수립
④ 환자에 대한 적절한 의료시술의 실시

해설
적절한 의료행위의 직접 시술은 의사만 할 수 있는 행위이다.

07 접수, 수납, 예약, 전화상담, 고객관리 등을 담당하고 있으며 병원에 들어섰을 때 가장 먼저 만나게 되는 코디네이터는?

① 서비스코디네이터   ② 리셉션코디네이터
③ 상담코디네이터   ④ 매니저코디네이터

해설
① 서비스코디네이터 : 환자와의 원활한 관계형성을 담당하고 있으며 또한 병원의 서비스평가를 통하여 부족한 부분을 개선해 나가며 직원친절 교육을 담당
③ 상담코디네이터 : 진료 전후의 전반적인 상담을 담당하고 있으며, 환자의 치료결정을 돕는 역할을 담당
④ 매니저코디네이터 : 모든 코디네이터를 관리하며, 직원관리 및 고객관리를 총체적으로 담당

08 리셉션의 기본적인 자세라 할 수 있는 3S 전략으로 잘못 짝지어진 것은?

① Smile : 건강한 얼굴, 밝은 미소, 어려운 상황에서도 미소를 잃지 않는 여유
② Service : 고객의 입장이해, 고객과의 약속이행, 친절한 응대
③ Speed : 업무의 표준화로 인한 신속한 일처리, 고객중심 진료
④ Study : 항상 공부하는 자세

해설
리셉션 3S 전략
• Smile : 건강한 얼굴, 밝은 미소, 단정한 용모, 명랑한 음성, 정중한 자세, 어려운 상황에서도 미소를 잃지 않는 여유
• Service : 고객의 입장이해, 고객과의 약속이행, 친절한 응대, 신뢰감을 주는 태도와 일처리 능력
• Speed : 업무의 표준화로 인한 신속한 일처리, 고객중심 진료

09 마케팅코디네이터의 역할은?

① 의료계의 시장조사와 고객분석을 통한 병원 내적·외적 홍보를 기획
② 의사와 진료팀 간의 원활한 치료중재 담당
③ 모든 코디네이터를 관리하며, 직원관리 및 고객관리를 총체적으로 담당
④ 진료 전후의 전반적인 상담을 담당하고 있으며, 환자의 치료결정을 돕는 역할을 담당

해설
① 마케팅코디네이터
② 진료코디네이터
③ 매니저코디네이터
④ 상담코디네이터

10 상담을 위한 환경조성을 위해 코디네이터는 세부사항까지 신경을 써야 할 것이다. 다음 중 적절한 상담환경과 거리가 먼 것은?

① 조명은 너무 밝거나 어둡지 않도록 조절한다.
② 밀폐된 공간보다는 탁 트인 공개된 공간을 활용한다.
③ 고객이 편안히 앉을 수 있는 좌석을 확보한다.
④ 의사 및 병원소개 자료를 준비한다.

해설
탁 트인 공간보다는 가능한 한 외부로부터 방해를 받지 않는 조용한 밀폐된 장소가 좋다.

11 병원코디네이터가 갖추어야 할 자질에 해당하지 않는 것은?

① 타인을 배려하는 친절한 마음가짐
② 이기적이며 소극적 대인관계
③ 고객 및 내부 직원상담 및 커뮤니케이션능력
④ 리더십과 책임감

해설
병원코디네이터는 사교적이며 활발한 대인관계능력을 갖추어야 한다.

12 코디네이터의 근무매너로써 바람직하지 않은 것은?

① 먼저 퇴근하게 될 경우에 '먼저 퇴근합니다' 등의 적절한 인사말을 하는 것이 예의이다.

② 윗사람에게 업무지시를 받을 때는 메모도구를 준비하여 요점을 기록하면서 경청한다.

③ 근무 중 자리를 이석할 때는 반드시 상사나 옆자리 동료에게 말해야 한다.

④ 보고할 때는 과정을 먼저 설명하고 결론은 나중에 설명한다.

해설

보고 시에는 핵심이나 결론을 앞에 두고 나중에 그 과정이나 이유를 설명한다.

13 코디네이터의 병원안내에 대한 설명 중 가장 바르지 못한 것은?

① 코디네이터는 병원의 얼굴이라는 사명감이 필요하다.

② 코디네이터는 지식, 태도, 기술보다는 외모가 중요하다.

③ 코디네이터는 고객이 묻기 전에 먼저 응대하여야 한다.

④ 코디네이터는 항상 밝은 표정을 유지하여야 한다.

해설

병원안내 직원은 외모보다는 지식, 태도, 기술이 중요하다.

14 병원의 이미지 차별화를 위한 병원코디네이터의 역할로 옳지 않은 것은?

① 병원의 형식적인 철학과 비전을 설정하여야 한다.

② 병원의 고객유형 및 니즈를 분석하여야 한다.

③ 지역사회의 특성을 분석하고 주요집중목표를 설정하여야 한다.

④ 내부 · 외부 마케팅의 필요성을 이해하고 실천방안을 모색해야 한다.

해설

형식적인 철학과 비전이 아닌 병원의 설립목적에 맞는 철학과 비전을 설정하여야 한다.

15 진료 IQ 높고, 경제적 여유 있는 환자에 대한 설명으로 옳지 않은 것은?

① VIP 그룹에 해당한다.
② 치료에 쉽게 동의하고 비용을 기꺼이 지불한다.
③ 잘못된 의학정보를 가지고 있는 경우 많다.
④ 고객 로열티 형성에 주력해야 한다.

> **해 설**
> 진료 IQ 낮고 경제력 높은 환자의 경우에 잘못된 의학정보를 가지고 있는 경우가 많다.

16 불만족 고객의 유형 중 돌아오지 않는 비율이 가장 높은 유형은?

① 불평불만을 안 한 경우
② 불평을 하였지만 불만이 해결되지 않은 경우
③ 불만이 해결된 경우
④ 불만이 빨리 해결된 경우

> **해 설**
> 불만족한 고객이지만 거래를 재개할 고객의 비율에 관한 연구결과

유 형	결 과
불평불만을 안 한 경우	• 37% (63%는 돌아오지 않는다) : 가장 무서운 환자들이다.
불평을 하였지만 불만이 해결되지 않은 경우	• 46% (54%는 돌아오지 않는다)
불만이 해결된 경우	• 70% (30%는 돌아오지 않는다)
불만이 빨리 해결된 경우	• 95% (단지, 5%만 돌아오지 않는다)

17 서비스마케팅 7P 요소 중 상품과 서비스가 생산자로부터 최종 소비자에게 전달되는 구조적인 과정을 의미하는 요소는?

① Product(상품)

② Price(가격)

③ Place(장소)

④ Promotion(촉진)

> **해설**
>
> ① 고객에게 팔려고 하는 상품을 말한다.
>
> ② 상품과 화폐의 교환비율이다.
>
> ④ 현재의 고객과 잠재고객과의 커뮤니케이션활동을 전개하여 상품을 알리고 다른 병원상품과 비교하여 설득하고 고객의 구매성향을 바꾸어나가는 마케팅활동을 말한다.

18 지속적인 고객서비스의 원활한 흐름을 위한 시스템의 개발과 활용을 통해 고객에게 만족을 주는 마케팅믹스의 요소는?

① Promotion(촉진)

② People(사람관리)

③ Physical Evidence(시설)

④ Process(작업진행)

> **해설**
>
> ② 합리적인 인사관리와 교육을 통한 서비스 질의 확보와 고객만족을 추구하는 마케팅믹스의 요소이다.
>
> ③ 점포의 시설 이미지를 통해 고객에게 만족을 추구하는 마케팅믹스의 요소이다.

19 병원의 내부고객관리 및 팀워크 강화를 위한 방법으로 옳지 않은 것은?

① 서비스성향을 가진 사람을 채용하는 것이 중요하다.

② 직원에 대한 교육은 형식적이므로 가능한 한 실시하지 않는다.

③ 활발한 팀 커뮤니케이션을 통해 서로의 견해와 아이디어를 자유롭게 주고받는다.

④ 팀 커뮤니케이션은 팀 구성원 간에 정보의 공유나 의사결정을 전달하는 중요한 수단이다.

> **해설**
>
> 직원에 대한 교육이 형식적으로 보일 수도 있지만 실제로 실무와 이론은 서로 동떨어진 것이 아니라 보완적이다.

20 내부고객의 로열티 창조의 방법으로 옳지 않은 것은?

① 환자를 만족시키기 전에 내부직원의 로열티 형성이 최우선이다.
② 장기근속직원이 고객가치를 창조한다.
③ 팀원의 자기계발에 적극 협조한다.
④ 평가는 로열티를 약화시킬 수 있으므로 실시하지 않는다.

해설
일정한 기간마다 합리적인 평가가 가능한 시스템 개발을 통해 병원의 가치를 창조하는 리더십을 발휘하여
야 한다.

21 병원 프로세스 리엔지니어링(Re-engineering)을 통한 전략적인 환자관리의 방법으로 옳지
않은 것은?

① 직원의 눈높이로 병원의 프로세스를 이해하고 점검하여야 한다.
② 병원 프로세스 Re-engineering을 위해 환자의 입장에서 항상 병원서비스를 재평가한다.
③ MOT (Moments of Truth)를 활용한 병원서비스 피드백(Feedback)을 실시한다.
④ 병원의 개선방안을 위한 파레토 분석(80:20의 법칙)을 한다.

해설
환자의 눈높이로 병원의 프로세스를 이해하고 점검하여야 한다.

22 고객불만의 80%가 20%의 특정부분에서 나온다는 것과 관련이 있는 법칙은?

① 파레토 법칙
② 엥겔의 법칙
③ 한계효용체감의 법칙
④ 필립스 법칙

해설
병원의 개선방안을 위한 파레토 법칙(80:20의 법칙)에 대한 설명이다.

23 병원의 개선방안을 위한 파레토 분석(80:20의 법칙)과 관련이 없는 것은?

① 내부직원 중에서 열심히 일을 하는 직원은 20%이고 나머지 80%는 열심히 일을 하지 않는다.

② 병원에서 20%의 고객으로부터 전체매출의 80%가 나온다.

③ 고객불만의 80%가 20%의 특정부분에서 나온다.

④ 병원의 개선에서도 특정부분의 개선에 집중하도록 하는 것보다는 모든 부분에 대한 개선이 똑같이 실시되어야 한다.

해설

고객불만의 80%가 20%의 특정부분에서 나온다. 따라서 병원의 개선에서도 모든 부분에 대한 개선보다는 특정부분의 개선에 집중하도록 하는 것이 현명하다.

24 코디네이터의 셀프 리더십(Self Leadership) 향상을 위한 제언과 관련이 없는 것은?

① 주도적이 되라.

② 목표를 확립하고 행동하라.

③ 소중한 것을 먼저 하라.

④ 이해시킨 다음에 경청하라.

해설

경청한 다음에 이해시켜라.

25 의료계에서 마음으로 하는 경영을 무엇이라고 하는가?

① MOT

② 리엔지니어링

③ 하트경영

④ 서비스경영

해설

의료계에서 하트경영은 마음으로 하는 경영을 말한다.

26 마음의 에너지가 충만한 사람, 고객의 마음을 사로잡고 감동을 주는 경영은?

① 블루칼라경영
② 골드칼라경영
③ 레드칼라경영
④ 화이트칼라경영

해설

손발(블루칼라)이나 두뇌(화이트칼라)가 아닌 마음의 에너지가 충만한 사람, 고객의 마음을 사로잡고 감동을 주는 경영을 골드칼라경영이라 말한다.

27 골드칼라경영의 내용과 일치하지 않는 것은?

① 고객이 감동할 수 있는 아이디어를 창출해 실행함으로써 고객감동을 이끌어 내는 것이다.
② 어떠한 경우에도 고객의 요구를 거절하지 않는다.
③ 환자를 무조건 진료에 끌어들이고자 하는 경영적인 면보다는 최적의 진료를 위한 순수한 열정이 성공으로 이끈다.
④ 어떤 부분에 대해 코디네이터가 기여를 하였다면 그것에 대한 부가가치를 창출해 내어야 한다.

해설

병원코디네이터는 리더로서의 유연성이 필요하다(때론 거절, 그리고 예전엔 카리스마 · 추진력 · 결단력만 필요하였지만 이제는 부드럽게 거절할 수 있는 유연함이 필요하다). 받아들이기 어려운 부탁에 대한 지혜로운 거절이나 갈등 사이에서의 유연한 해결, 융통성 있는 대처(화가 난 환자와 같이 화내지 않고 유연하게 해결 : 의료분쟁 예방)를 하는 것이다.

28 경영패러다임의 변화에 따른 코디네이터의 가치와 비전에 대한 설명으로 옳지 못한 것은?

① 서비스마케팅 시대의 주역
② 권위주의적 리더
③ 고객 로열티경영의 리더
④ 진료팀의 가치창조

해설

권위주의적 리더가 아닌 동기부여형 리더이다.

29 핵심고객과의 관계를 구축하고 유지하는 경영전략과 관련이 있는 리더는?

① 서비스마케팅 시대의 주역
② 동기부여형 리더
③ 고객 로열티경영의 리더
④ 진료팀의 가치창조

해설

고객 로열티경영이란 핵심고객과의 관계를 구축하고 유지하는 경영전략이다. 즉, 고객에게 기업이 평생가치를 제시하며 고객만족을 이끌어내고 일반고객을 장기 애호도고객으로 만들어 가는 것을 말한다. 쉽게 말하면 고객들에게 기업의 상품이라든가 서비스에 애호도를 갖도록 이끄는 것을 말한다.

30 우리나라 병원코디네이터의 전망으로 바르게 설명한 것은?

① 선진국에서는 이미 쇠퇴하고 있는 분야로 전망은 밝지 않다.
② 접수대를 지키는 단순한 친절안내 정도의 역할만이 기대된다.
③ 글로벌 경제위기 속에서 병원의 인건비 절약 차원에서 설자리는 점점 좁아지고 있다.
④ 의료계의 신지식으로 업무영역이 점점 넓어지고 있다.

해설

의료서비스가 고객만족서비스로 그 영역이 확대됨에 따라 고객응대뿐만 아니라 진료상담과 환자관리, 고객접점관리, 병원마케팅과 경영지원 등 점점 업무영역을 넓혀가고 있다.

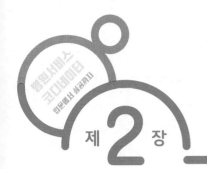

제 2 장

서비스매너

---

01 / 이미지 메이킹의 개념

1. 이미지와 이미지 메이킹

(1) 이미지(Image)의 의의

① 이미지란 특정한 브랜드, 제품, 판매점, 기업에 대해 대중이 느끼는 귀속된 현실적 또는 상상적 특질을 말한다.

② 코디네이터의 이미지는 병원의 이미지와 직결되며 코디네이터의 이미지를 통해 병원의 신뢰감이나 친절함 등이 결정된다.

③ 병원서비스에 대한 고객의 평가는 이미지에 의해 좌우되므로 끊임없이 이미지를 관리해야 한다.

> **더 알아보기**
>
> 앨버트 메라비언의 법칙
> 한 사람이 상대방으로부터 받는 이미지는 시각이 55%, 청각이 38%, 기타(언어)가 7%에 이른다는 법칙
> - 시각 : 눈에 보이는 표정, 옷차림, 자세, 동작 등
> - 청각 : 음성, 말투
> - 언어 : 대화, 단어 자체

(2) 이미지 메이킹

① 의의 : '이미지'가 어떤 것을 머릿속에 재현하는 일이라면, '이미지 메이킹'은 어떤 목표나 상황을 이미지화하여 실제로 실현시킬 수 있게 도와주는 메커니즘이다.

② 이미지 메이킹의 중요성

   ⊙ 고객과의 관계에 영향을 준다.

   ⓒ 긍정적 이미지 : 자기성취와 병원의 생산성 향상

   ⓒ 부정적 이미지 : 불만과 서비스 실패의 결과 초래

③ 이미지 메이킹의 효과

   ⊙ 자아 존중감이 형성된다.

   ⓒ 열등감 극복으로 자신감이 제고된다.

   ⓒ 궁극적으로 대인관계 능력을 향상시키는 효과가 있다.

④ 이미지 메이킹의 세 가지 요소

   ⊙ 내적 이미지(선천적 이미지) : 보이지 않는 영역(종교, 철학, 성격, 이상, 지적 수준 등)

   ⓒ 외적 이미지(후천적 이미지) : 보이는 영역(표정, 헤어스타일, 몸짓, 태도, 말투, 억양 등)

   ⓒ 사회적 이미지(상대방의 인식) : 상대방이 겉으로 인식하는 이미지

   ⓔ 나의 이미지=내적 이미지+외적 이미지+사회적 이미지

⑤ 이미지 메이킹의 4단계

1단계	• 자신의 이미지를 점검하는 단계 • 이미지 영역 | 구 분	자신이 아는 부분	자신이 모르는 부분
---	---	---
타인이 아는 부분	• 개방된 영역	• 눈 먼 영역
타인이 모르는 부분	• 감춘 영역	• 미지의 영역	

2단계	• 이미지 컨셉을 정하는 단계
	• 컨셉을 정할 때의 유의사항
	  – 직업인으로서 코디에게 요구되는 것
	  – 병원에서 추구하는 이미지
	  – 자신이 실현하고자 하는 가치
	  – 궁극적인 목표설정

3단계	• 이미지를 만들어 가는 단계 • 매너의 5가지 기본요소(이미지 구성요소) : 단정한 용모 · 복장, 온화한 표정, 호감을 주는 말씨, 올바른 인사, 반듯한 동작 · 자세 • 고덴 엘포트 : 이미지는 만난 지 30초 동안 처음 만난 상대의 성별, 나이, 체격, 직업, 성격, 깔끔함, 신뢰감, 성실성 등을 어느 정도 평가할 수 있다.
4단계	• 이미지를 내면화하고 관리하는 단계 • 이미지 메이킹은 현재 진행형이다. 코디네이터는 자신의 이미지를 검토하고 지속적으로 새롭게 형성하여 성장하도록 관심을 기울여야 한다.

더 알아보기

조해리 창

조해리 창은 창틀의 크기와 형태가 고정된 것이 아니라 상호신뢰수준과 자아개방, 피드백의 교환 정도에 따라 유동적으로 결정된다고 본다. 조해리 창에 의하면, 자신이 아는 부분과 모르는 부분이 있고, 타인이 아는 분분과 모르는 부분이 있는데, 이들의 결합관계에서 공개적 부분, 맹목적 부분, 비공개적 부분, 그리고 미지적 부분의 4개 영역이 생기게 된다. 효과적인 의사소통을 위해서는 창의 크기와 형태를 변화시키는 노력이 필요하다. 이 때, 자아개방과 피드백이 중요한데, 자신이 느끼는 것을 상대방에 알려주고, 상대방이 알려져 있지 않은 사실을 이야기해줌으로써, 맹목적 부분과 비공개적 부분이 줄어들고 미지의 부분 또한 의식수준으로 나타나 공개적 부분이 늘어날 것이다.

구 분	자신이 아는 부분	자신이 모르는 부분
타인이 아는 부분	• 공개적 부분 • 서로 잘 알고 상호작용하기 때문에 개방적이고 효과적인 의사소통이 가능해진다. 성숙한 인간관계 등을 통하여 이 부분의 넓이를 넓혀 나가면 효과적인 의사소통이 수월해질 것이다.	• 맹목적 부분 • 타인들로부터 피드백을 받지 못할 때 이 부분이 넓어진다. 이 때, 자신의 주장을 내세우고 타인의 의견을 불신하고 비판하며 수용하려 하지 않기 때문에 효과적인 의사소통이 이루어지지 않는다.
타인이 모르는 부분	• 비공개적 부분 • 자신은 알고 있으나 다른 사람은 모르는 부분으로, 자신의 의견이나 감정을 표출하지 않고 타인으로부터 정보를 얻으려는 경향이 커져 효과적인 의사소통이 이루어지지 않는다.	• 미지적 부분 • 자신과 타인 모두 모르는 부분으로, 자신의 견해를 표출하지 않을 것이며 타인으로부터 피드백을 받지도 못할 것이다. 이러한 상태에서는 정상적인 의사소통이 이루어지기 어렵고 자기 폐쇄적 형태로 이어질 가능성이 크다.

⑥ 이미지 메이킹 10계명

    ㉠ 제1계명 열린 마음을 가져라 : 닫힌 창고보다는 열린 뒤주가 낫다.

    ㉡ 제2계명 첫 인상에 승부를 걸어라 : 한 번 실수는 평생 고생이 되기 때문이다.

    ㉢ 제3계명 외모보다는 표정에 투자하라 : 표정이 안 좋다면 다른 것에 투자한 만큼 낭비이다.

    ㉣ 제4계명 자신감을 소유하라 : 당당하고 야무진 모습은 무언의 설득력이다.

    ㉤ 제5계명 열등감에서 탈출하라 : 상황을 바꿀 수 없다면 생각을 바꿔라.

    ㉥ 제6계명 객관적인 자신을 찾아라 : 진정한 자기발견은 달러($)보다 값지다.

    ㉦ 제7계명 자신을 목숨 걸고 사랑하라 : 자신을 아낄 줄 모르는 사람은 남도 아낄 줄 모른다.

    ㉧ 제8계명 자신의 일에 즐겁게 미쳐라 : 즐겁지 못한 일은 모두가 고역이기 때문이다.

    ㉨ 제9계명 신용을 저축하라 : 쌓여 가는 신용은 성공의 저금통장이다.

    ㉩ 제10계명 남을 귀하게 여겨라 : 아무리 못났어도 나보다 나은 점이 있기 때문이다.

02 / 병원의 이미지 관리를 위한 액션플랜(Action Plan)

1. 의 의

(1) 병원의 액션플랜이란 병원의 이미지 관리를 위하여 기획된 내용을 실현시키기 위한 실행계획서 이다.

(2) 액션플랜은 병원의 내적 이미지 관리, 외적 이미지 관리, 사회적 이미지 관리로 나누어 행할 수 있다.

2. 액션플랜의 수행

(1) 병원의 내적 이미지 관리

병원의 진료철학, 비전수립, 팀원들의 열정 등에 대한 이미지 관리를 위한 플랜을 수립한다.

(2) 병원의 외적 이미지 관리

병원의 하드웨어, 환경요소 등에 대한 이미지 관리를 위한 플랜을 수립한다.

(3) 병원의 사회적 이미지 관리

병원의 사회적 위치, 사회봉사, 마케팅활동 등을 통한 이미지 관리를 위한 플랜을 수립한다.

03 / 코디네이터의 이미지 메이킹 포인트

1. 밝은 표정과 미소

(1) 개 요

① 이미지 메이킹의 시작은 첫 인상이다. 첫 인상은 단 4~5초 만에 결정되는 것이며 잘못된 첫인상을 바꾸는 데는 40시간이 걸린다고 한다.

② 심리학적으로 대부분의 경우 먼저 제시된 정보가 나중에 들어온 정보보다 전반적인 인상현
상에 강한 영향을 주는 것을 초두효과라 하며, 사람에게는 첫 인상이 초두효과에 영향을 주
고, 첫 인상의 포인트는 밝은 표정과 미소라고 할 수 있다.

③ 밝은 표정과 자연스러운 미소를 가지려면 평상시에 평온한 평정심이나 긍정적인 마인드를
길러야 매순간 이미지로 표현된다.

④ 밝은 표정과 미소의 효과

　　㉠ 첫 인상을 좋게 한다.

　　㉡ 자신과 상대방을 즐겁게 한다.

　　㉢ 상대방을 편안하게 해준다.

　　㉣ 업무가 효율적으로 진행된다.

⑤ 밝은 표정과 미소에 관한 격언들

　　㉠ 인생의 날 수를 당신이 결정할 수는 없지만 인생의 넓이와 깊이는 당신 마음대로 결정할
　　　수 있다.

　　㉡ 얼굴모습은 당신이 결정할 수 없지만 당신의 얼굴표정은 당신 마음대로 결정할 수가 있다.

　　㉢ 미소는 아무런 대가를 치루지 않고서도 많은 것을 이루어 낸다.

더 알아보기

대인지각의 주요형태

• 최근효과, 초두효과 및 대조효과

최근효과 (신근성효과)	• 시간적으로 나중에 제시된 정보에 의해서 영향을 받는 효과
초두효과	• 최초의 인상이 중심이 되어 전체 인상이 형성되는 효과
대조효과	• 최근에 주어진 정보와 비교하여 판단하는 효과

• 후광효과와 악마효과

후광효과	• 외모나 지명도 또는 학력과 같이 어떤 사람이 갖고 있는 장점이나 매력 때문에 관찰하 기 어려운 성격적인 특성도 좋게 평가되는 효과
악마효과	• 싫은 사람이라는 인상이 형성되면 그 사람의 다른 측면까지 부정적으로 평가되는 효과

• 방사효과와 대비효과

방사효과	• 매력 있는 사람과 함께 있을 때 사회적 지위나 자존심이 고양되는 효과
대비효과	• 너무 매력적인 상대와 함께 있으면 그 사람과 비교되어 평가절하되는 효과

(2) 밝은 표정의 효과

① 감정이입효과 : 밝은 표정은 상대방에게 감정이입되어 상대방도 즐겁게 한다.

② 호감효과 : 밝은 표정으로 즐거워진 고객은 그만큼 호감을 갖게 된다.

③ 실적향상 효과 : 밝은 표정으로 호감을 얻은 상대는 이미 좋은 이미지를 형성하고 있으므로 어떤 이야기를 하여도 설득을 당할 준비가 되어 있는 열린 마음의 상태가 되므로 실적이 향상된다.

④ 마인드컨트롤효과 : 밝은 표정을 통해서 자신의 감정을 조절할 수 있게 된다.

⑤ 건강증진효과 : 자신의 감정을 조절하고 마인드컨트롤 함으로써 건강을 증진시킬 수 있다.

(3) 큰 미소와 작은 미소

구 분	큰 미소	작은 미소
의 의	• 위 앞니 열개 또는 안쪽까지 살짝 드러남	• 위 앞니 두 개 정도가 드러나게 웃는 미소
시 기	• 처음 인사할 때 • 진료 결과가 긍정적일 때	• 눈이 마주쳤을 때 • 상담을 시작할 때 • 안내할 때 • 음료 서비스 시

(4) 표정의 주요포인트

① 상황과 대상에 맞는 표정을 짓고 있는가? : 상대방과 표정을 비슷하게 한다.

② 턱을 너무 들거나 당기고 있지 않은가? : 느슨한 느낌을 준다.

③ 바른 시선으로 고객을 바라보고 있는가? : 시선이 가파르지 않게 간격을 유지한다.

2. 마음을 전하는 인사

(1) 개 요

① 인사는 인간관계를 형성시키는 비밀의 문이다.

② 성공한 사람들의 비결을 물어보면 공통적으로 인사를 성공의 시작이라고 말한다.

(2) 마음을 전하는 인사의 기본요소

① 인사는 고객에 대한 마음가짐의 표현이다.

② 내가 먼저 한다. 상대가 누구든 상대와 눈이 마주쳤을 때 조건반사적으로 인사를 하도록 한다.

③ 상대의 눈을 보며 한다(Eye Contact).

④ 인사를 하기 전과 후에 반드시 눈맞춤을 하도록 한다.

⑤ 표정을 밝게 한다.

⑥ 인사말은 명랑하고 분명하게 한다(여성-솔톤, 남성-미톤).

⑦ 때와 장소, 상황에 맞는 인사를 한다(Time, Place, Occasion).

⑧ 발꿈치는 붙이고 양발의 각도는 30°로 하고 무릎은 붙인다.

⑨ 여성은 오른손이 위가 되도록 모으고, 남성은 왼손이 위가 되도록 모으거나, 바지의 재봉선 위에 붙인다.

⑩ 어깨의 힘을 빼고 어깨선이 굽지 않게 한다.

(3) 마음을 전하는 인사의 종류

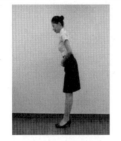15°인사(목례)	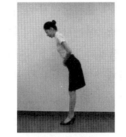30°인사(보통례)	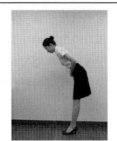45°인사(정중례)
• 협소한 장소 혹은 가까운 사람을 만났을 때의 인사 • 무엇을 도와드릴까요/네, 잘 알겠습니다/잠시만 기다려 주십시오/오래 기다리셨습니다 등	• 상사, 동료, 고객 등에게 하는 인사 • 안녕하십니까/어서 오십시오/감사합니다 등	• 사과 또는 감사를 담은 정중한 인사 • 정말 죄송합니다/대단히 감사합니다/안녕히 가십시오 등

(4) 피해야 하는 인사

① 무표정한 인사

② 상대를 보지 않고 하는 인사

③ 얼굴만 빤히 보면서 하는 인사

④ 허리는 숙이지 않고 말로만 하는 인사

⑤ 고개만 까딱하는 인사

⑥ 분명하지 않은 인사말로 어물어물하는 인사

⑦ 긴 머리가 얼굴을 덮어 인사의 뒷정리가 잘 안 된 인사

⑧ 망설임이 느껴지는 인사

3. 단정한 용모와 복장

(1) 개 요

① 머리끝부터 발끝까지 단정하고 청결하게 그리고 조화를 유지하여, 병원서비스전문가로서의 신뢰감을 주도록 한다.

② 코디네이터의 병원근무 시 용모와 복장은 자신의 개성을 강조하기보다 청결과 기능의 조화를 우선시한다.

(2) 헤어스타일

① 머리가 청결해야 한다.

② 지나치게 염색하지 않은 자연스러운 머리색이어야 한다.

③ 앞머리가 눈을 가리거나 옆머리가 흘러내리지 않아야 한다.

④ 지나치게 머리가 짧거나 남성적인 이미지를 주지 않아야 한다.

⑤ 뒷머리가 뻗지 않고 드라이로 정리가 잘 되어 있어야 한다.

⑥ 잔머리를 헤어제품으로 깔끔하게 정리하여야 한다.

⑦ 지나친 Curl이 있는 퍼머머리는 안 된다.

⑧ 뒷머리는 그물망으로 고정되어 있거나 정리가 잘 되어 있어야 한다.

(3) 메이크업

① 자신의 피부톤에 맞고 진하지 않은 자연스러운 화장이 좋다.

② 눈썹색과 모양이 부드러운 인상을 주는 것이 좋다.

③ 아이섀도 색이 너무 진하거나 펄이 들어 있지 않은 것이 좋다.

④ 화려한 색상의 매니큐어를 사용하지 않아야 한다.

⑤ 손이 트지 않고 손톱주변 정리가 잘 되어 있어야 한다.

(4) 복 장

① 병원의 분위기와 어울리게 한다.

② 양말은 양복구두 색상에 맞게 한다.

③ 세탁하여 깔끔하게 유지한다.

④ 넥타이는 양복색상과 조화를 이루고 길이는 벨트버클에 덮을 정도로 한다.

4. 악 수

(1) 의 의

① 악수는 손을 마주잡음으로써 서로에 대한 친근한 정을 나누고 관계를 돈독히 하는 행위이나 제대로 하지 않을 때에는 상대방에게 불쾌감을 줄 수도 있다.

② 악수를 할 때는 여성이 남성에게, 손윗사람이 아랫사람에게, 선배가 후배에게, 상급자가 하급자에게 먼저 악수를 청하는 것이 원칙이다.

(2) 요 령

① 바른 자세로

② 밝고 호의적인 표정으로

③ 상대의 눈을 보며

④ 상체를 가볍게 숙이면서

⑤ 오른손에 적당히 힘을 주어 잡고

⑥ 맞잡은 손을 2~3번 정도 가볍게 흔들기

5. 명함 수수법

(1) 의 의

① 명함은 이름, 주소, 전화번호, 회사명, 직책 등을 기입하여 자신을 설명할 수 있는 역할을 하는 종이이다.

② 명함은 사회생활에서 자신을 대신하는 제2의 얼굴이므로 사용법에 따라 올바르게 사용하여야 한다.

(2) 사용방법

① 고객보다 먼저 명함을 꺼내서 미리 준비한다.

② 앉기 전에 명함을 교환한다.

③ 명함을 줄 때 자기의 이름이 상대방 쪽에서 보이게 오른손으로 내민다.

④ 받은 명함은 그 자리에서 보고 읽기 어려운 글자는 정중히 물어본다.

⑤ 회사명과 이름을 바르게 복창한다.

⑥ 받은 명함은 깨끗하게 명함지갑에 보관한다.

6. 소개하는 요령

(1) 자기 자신을 소개할 때

자신의 지위를 밝히지 않고 이름과 성을 알려 주는 것이 상례이다.

(2) 타인소개

① 가장 나이가 어리거나 지위가 낮은 사람을 먼저 소개한다.
② 여성을 존중하는 의미에서 남성부터 소개한다.
③ 지위나 나이가 비슷한 경우는 소개하는 사람과 가까운 곳에 있는 사람부터 소개한다.
④ 소개자의 성명, 소속, 직책명 등을 간단명료하게 말한다.

7. 예의 바른 자세와 동작(매너)

(1) 의 의

① 깨끗한 용모 · 복장과 밝은 표정, 올바른 자세는 깨끗하고 신뢰감 있는 인상을 준다.
② 자세는 외면적이고 시각적이며 눈에 보이는 언어이다.

(2) 바른 자세

① 서 있는 자세
  ㉠ 기본자세
    • 남자 : 왼손으로 오른손을 감싸며 앞으로 모은다.
    • 여자 : 오른손이 위로 오게 하여 앞쪽으로 모은다.
  ㉡ 중점사항
    • 시선은 정면을 바라보며, 밝은 표정을 유지한다.
    • 절대 뒤쪽으로 몸을 젖히거나, 한쪽 다리만 힘을 주고 서지 않아야 한다.
② 앉는 자세
  ㉠ 등받이에 기대지 않은 상태를 유지한다.
  ㉡ 다리는 11자 형태로 해서 직선이 되게 내린다(남자의 경우 어깨넓이로 벌려 앉는다).
  ㉢ 손모양은 여자는 공수자세, 남자는 허벅지 위에 올려놓는다.
  ㉣ 고개는 정면, 시선을 부드럽게 유지한다.

③ 걸음걸이 자세

ㄱ 신발을 끌거나, 무겁게 걷지 말아야 한다.

ㄴ 어깨는 자연스럽게 펴고 힘을 뺀다.

ㄷ 걸을 때 팔은 자연스럽게 흔들어 준다.

(3) 자세의 5대 포인트

① **표정** : 아무리 정중한 동작이라도 굳은 표정은 안 되며, 자연스러운 미소를 유지하여야 한다.

② **시선** : 작은 동작 하나라도 고객의 눈을 바라본다.

③ **정면응대** : 본인에게 편안한 위치에서 행동하지 않고 고객에게 정면으로 응대한다.

④ **손의 위치** : 허리선과 가슴선 사이에서 정중하게 물건을 수수한다.

⑤ **목례** : 상체를 15° 정도 공손하게 앞으로 숙인다.

8. 방향 안내의 4가지 포인트

(1) 표 정

밝게 웃으며 부드러운 표정을 유지한다.

(2) 시 선

고객의 눈을 본다→가리키는 방향을 본다→손을 내리기 전 고객의 눈을 다시 바라본다

(3) 자 세

① 어깨를 위로 올리지 말고 팔을 일직선으로 펴지 않는다.

② 팔꿈치를 기준으로 각도를 주고 직선이 되도록 편다.

③ 다른 한쪽 팔은 방향을 가리키는 팔쪽에 자연스럽게 댄다.

④ 다섯 손가락을 가지런히 펴서 모으고 손바닥 가운데는 약간 모은다.

⑤ 상체는 가리키는 방향쪽으로 같이 기울인다.

⑥ 오른쪽을 가리킬 때는 오른손을, 왼쪽을 가리킬 때는 왼손을 사용한다.

(4) 화 법

알기 쉽고 정확하게 천천히 설명한다.

9. 상황별 올바른 안내유도

(1) 고객과 동행 시 안내요령

① 고객보다 두서너 걸음 앞에서 안내한다.

② 고객의 대각선 방향(고객에게는 130° 각도)에서 안내한다.

③ 눈, 입, 어깨, 손을 동시에 사용하여 안내하고, 팔은 45° 정도 위치로 들고 안내한다.

④ 손가락은 가지런히 펴고 엄지손가락을 벌리지 않고 손바닥을 위쪽으로 해서 방향을 안내한다.

⑤ 시선은 고개와 함께 움직인다.

⑥ 안내 시 어깨를 펴고 등을 굽히지 않는다.

⑦ 모퉁이를 돌 때에는 가야 할 방향을 가리킨다.

(2) 계단에서의 안내

① 계단에서 안내할 때에는 고객과 1~2계단 떨어져서 안내한다.

② 계단에 난간이 있을 때에는 고객이 난간의 손잡이를 잡을 수 있도록 배려한다.

(3) 에스컬레이터에서의 안내

안내자가 먼저 탔는데, 고객이 미처 에스컬레이터를 타지 못할 수도 있으므로 올라갈 때나 내려갈 때 모두 고객을 먼저 타게 하고, 안내자가 뒤따른다.

(4) 엘리베이터에서의 안내

① 엘리베이터를 탈 때에는 타기 전에 미리 가는 층을 알려준다.

② 엘리베이터를 타고 내릴 때에는 문이 닫히지 않도록 문을 손으로 잡는다.

③ 승무원이 있는 경우에는 고객이 먼저 타고 먼저 내린다.

④ 승무원이 없는 경우에는 안내자가 먼저 타서 열림 버튼을 누르고, 다음에 고객이 타도록 한다.

⑤ 승무원이 없는 경우 내릴 때에는 반대로 엘리베이터 문이 닫히지 않도록 안내자가 열림 버튼을 누르고, 고객이 먼저 내리도록 한다.

(5) 문에서의 안내

여닫이문	• 문이 당겨서 열릴 경우에는 문을 열고 잡은 후, 고객이 먼저 안으로 들어가도록 안내한다. • 문이 밀어서 열릴 경우에는 안내자가 먼저 문을 열고 들어가서 고객이 안으로 들어오도록 한다.
미닫이문	• 들어가고 나올 때 모두 안내자가 문을 열고, 고객이 먼저 들어가고 나오게 한다.
회전문	• 고객을 먼저 들어가게 하고, 안내자가 뒤에 따라 들어가 회전문을 밀어 주며 들어간다.

(6) 응접실에서의 안내

① 안내방법

　㉠ 고객이 응접실에 도착하게 되면 문 앞에서 '이곳입니다'라고 말하고 들어간다.

　㉡ 의자를 권할 때에는 고객이 상석에 앉도록 권한다.

　㉢ 상석의 위치를 정확히 파악한 후 고객의 직위와 중요도를 고려하여 안내한다.

② 상석의 구분

　㉠ 기본적으로 고객이 가장 편안하고 쾌적하게 여길 수 있는 곳이 상석으로, 접견실의 구조에 따라 달라질 수 있고, 계절에 따라 달라질 수 있다.

　㉡ 일반적으로 상석이란 사람의 출입이 적은 곳, 소음이 적은 곳, 비좁지 않고 넉넉한 곳 등 심리적으로 안정을 줄 수 있는 좌석, 또는 미관상 보기 좋은 좌석을 말한다.

　㉢ 상사의 자리가 따로 마련되어 있는 경우에는 상사와 가까운 곳, 특히 오른편이 상석이다.

　㉣ 창문이나 액자가 있는 경우에는 전망이나 그림이 보이는 곳이 상석이다.

　㉤ 응접세트인 경우에는 긴 의자의 깊숙한 곳이 상석이다.

10. 아름다운 말씨와 대화

(1) 대화의 포인트

① 명령형을 의뢰형으로

명령이나 지시는 반감을 유발한다. 부탁이나 권유하는 말로 표현한다.

예 ~ 해 주세요→~ 해 주시겠습니까?

예 잠시 기다리세요→죄송하지만 잠시 기다려 주시겠습니까?

② 부정형을 긍정형으로

　㉠ '안 됩니다', '없습니다', '모릅니다' 등의 단답식 부정형은 사용해선 안 된다. 부정형의 말은 상대를 기분 나쁘게 한다.

　㉡ YES의 미학 : 부정적인 화법보다는 긍정적인 화법이 상대의 기분을 좋게 한다.

　　예 안 됩니다→죄송하지만 여기는 금연구역입니다. 번거로우시겠지만 흡연실을 이용해 주시겠습니까?

　　예 없습니다→죄송합니다. 녹차를 준비하지 못했습니다. 커피는 어떠세요?

　　예 모릅니다→죄송합니다. 제가 확인해 보고 알려드리겠습니다.

③ 고객의 입장에서 말하기 T.P.O (Time, Place, Occasion)에 맞춰 전문용어나 외국어 등을 남발하지 않고 쉬운 용어를 사용하여 표현한다.

④ 플러스 화법

기본적으로 이어지는 말 그 이상으로 더해지는 플러스적인 대화를 말한다. 막연히 '안녕하세요?'라는 인사보단 '아침식사는 하셨어요?', '몸은 좀 괜찮으세요?'라고 관심을 갖은 플러스적인 말들로 대화가 따스하게 이어질 수 있다.

⑤ 쿠션문 사용

고객의 욕구를 채워주지 못할 때, 안 된다고 할 때, 부정해야 할 때에는 말 앞부분에 '죄송합니다', '양해해 주시면', '실례합니다만' 등의 쿠션의 말을 덧붙여 표현한다.

⑥ 복수형 화법

상대방에 긍정적인 태도를 보여주기 위해 '예, 알겠습니다'처럼 복수형으로 대답을 한다.

(2) 공감적 행동을 위한 5가지 제안

① 의 의

공감이란 상대방에 대한 정보를 많이 얻기 위한 것, 즉 정보수집이 아니라 상대방의 입장에서 이해하고 공감하는 것이다.

② 방 법

㉠ 눈을 마주친다.

㉡ 미소를 짓는다.

㉢ 고개를 끄덕인다.

㉣ 등을 앞으로 숙인다.

㉤ 메모를 한다.

더 알아보기

환자중심의 병원문화 구축을 위한 Tip

• 환자가 원하는 것을 확실히 알아야 한다.
• 환자의 참여를 유도해라.
• 환자중심의 문화를 발전시켜라.
• 환자중심의 직원을 채용하고 훈련시켜라.
• 환자중심이 되기 위해 직원들에게 동기를 부여하라.
• 연속적인 환자서비스체계를 만들어라.
• 대기시간을 관리하라.
• 매력적인 서비스환경을 만들어라.
• 서비스에 해당되는 모든 면을 평가하라.
• 계속적으로 향상시켜 나가라.

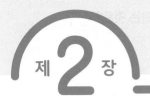

실전문제

01 특정한 브랜드, 제품, 판매점, 기업에 대해 대중이 느끼는 귀속된 현실적 또는 상상적 특질을 무엇이라고 하는가?

① 데미지
② 마케팅
③ 이미지
④ 피드백

해설

특정한 브랜드, 제품, 판매점, 기업에 대해 대중이 느끼는 귀속된 현실적 또는 상상적 특질을 이미지라고 한다.

02 한 사람이 상대방으로부터 받는 이미지는 시각이 55%, 청각이 38%, 기타(언어)가 7%에 이른다는 법칙은?

① 파레토 법칙
② 앨버트 메라비언 법칙
③ 모피의 법칙
④ 피그말리온 법칙

해설

한 사람이 상대방으로부터 받는 이미지는 시각이 55%, 청각이 38%, 기타(언어)가 7%에 이른다는 법칙을 앨버트 메라비언의 법칙이라고 한다.

03 다음 중 앨버트 메라비언의 법칙에 의거 가장 많이 이미지를 차지하는 것은?

① 대 화
② 냄 새
③ 음 성
④ 옷차림

해설

앨버트 메라비언의 법칙

이미지	대 상	정 도
시 각	• 눈에 보이는 표정, 옷차림, 자세, 동작 등	• 55%
청 각	• 음성, 말투	• 38%
언 어	• 대화, 단어 자체	• 7%

04 이미지 메이킹에 대한 다음 설명 중 옳지 않은 것은?

① 어떤 목표나 상황을 이미지화하여 실제로 실현시킬 수 있게 도와주는 메커니즘이다.
② 고객과의 관계에 영향을 준다.
③ 긍정적 이미지는 자기성취와 병원의 생산성 향상을 가져온다.
④ 부정적 이미지도 대인관계 능력을 향상시키는 효과가 있다.

해설

부정적 이미지는 불만과 서비스 실패의 결과를 초래한다.

05 이미지 메이킹을 하는 과정에서 얻어지는 효과가 아닌 것은?

① 자신에 대한 관심과 사랑이 높아진다.
② 이미지의 변화를 통하여 자신감을 갖게 되고 자존감이 높아진다.
③ 이미지가 좋아지면 대인관계도 원만해지고 내면을 성숙시켜준다.
④ 좋은 이미지를 갖기 위해서는 외면적인 이미지를 꾸준하게 개발해야 된다.

해설

좋은 이미지를 갖기 위해서는 외면적인 이미지보다는 내면적인 이미지를 꾸준하게 개발해야 된다.

06 이미지를 형성하는 이미지 메이킹의 3대 요소에 해당하지 않는 것은?

① 내적 이미지
② 정치적 이미지
③ 외적 이미지
④ 사회적 이미지

해설
나의 이미지=내적 이미지+외적 이미지+사회적 이미지

07 내적 이미지에 해당하는 것은?

① 성 격
② 표 정
③ 헤어스타일
④ 상대방이 겉으로 인식하는 이미지

해설
이미지 메이킹의 세 가지 요소

내적 이미지(선천적 이미지)	• 보이지 않는 영역(종교, 철학, 성격, 이상, 지적 수준 등)
외적 이미지(후천적 이미지)	• 보이는 영역(표정, 헤어스타일, 몸짓, 태도, 말투, 억양 등)
사회적 이미지(상대방의 인식)	• 상대방이 겉으로 인식하는 이미지

08 이미지 메이킹 4단계 순서가 바르게 나열된 것은?

> ㉠ 이미지를 내면화하고 관리하는 단계
> ㉡ 이미지 컨셉을 정하는 단계
> ㉢ 자신의 이미지를 점검하는 단계
> ㉣ 이미지를 만들어 가는 단계

① ㉡-㉣-㉠-㉢
② ㉢-㉡-㉣-㉠
③ ㉣-㉢-㉡-㉠
④ ㉢-㉣-㉠-㉡

이미지 메이킹 4단계

1단계	• 자신의 이미지를 점검하는 단계
2단계	• 이미지 컨셉을 정하는 단계
3단계	• 이미지를 만들어 가는 단계
4단계	• 이미지를 내면화하고 관리하는 단계

09 이미지 메이킹 10계명에 해당하지 않는 것은?

① 열린 마음을 가져라.
② 첫 인상에 승부를 걸어라.
③ 표정보다는 외모에 투자하라.
④ 자신감을 소유하라.

해설
외모보다 표정에 투자해야 한다. 표정이 안 좋다면 다른 것에 투자한 만큼 낭비이다.

10 다음 이미지 영역 중 감춘 영역에 해당하는 것은?

구 분	자신이 아는 부분	자신이 모르는 부분
타인이 아는 부분	㉠	㉡
타인이 모르는 부분	㉢	㉣

① ㉠   ② ㉡
③ ㉢   ④ ㉣

해설
이미지 영역

구 분	자신이 아는 부분	자신이 모르는 부분
타인이 아는 부분	• 개방된 영역	• 눈 먼 영역
타인이 모르는 부분	• 감춘 영역	• 미지의 영역

11 병원코디네이터가 이미지 컨셉을 정할 때 유의해야 하는 것으로 옳지 않은 것은?

① 직업인으로서의 코디에게 요구되는 것
② 병원에서 추구하는 이미지
③ 타인을 모방하는 이미지
④ 궁극적인 목표설정

해설

타인을 모방하는 이미지보다는 자신이 실현하고자 하는 가치를 나타내는 이미지 컨셉을 정해야 한다.

12 매너의 5가지 기본요소에 해당하지 않는 것은?

① 단정한 용모, 복장　　　② 온화한 표정
③ 호감을 주는 말씨　　　④ 뛰어난 지식

해설

매너의 5가지 기본요소(이미지 구성요소)
• 단정한 용모, 복장
• 온화한 표정
• 호감을 주는 말씨
• 올바른 인사
• 반듯한 동작 · 자세

13 다음 이미지에 대한 설명 중 틀린 것은?

① 고덴 엘포트는 이미지는 만난 지 30초 동안에 처음 만난 상대의 성별, 나이, 체격, 직업, 성격, 깔끔함, 신뢰감, 성실성 등을 어느 정도 평가할 수 있다고 하였다.
② 이미지 메이킹은 어떤 목표나 상황을 이미지화하여 실제로 실현시킬 수 있게 도와주는 메커니즘이다.
③ 한번 형성된 이미지 메이킹은 가능하면 바꾸지 않아야 한다.
④ 병원코디네이터는 자신뿐만이 아닌 병원의 이미지가 될 수 있다.

해설

이미지 메이킹은 현재 진행형이다. 코디네이터는 자신의 이미지를 검토하고 지속적으로 새롭게 형성하여 성장하도록 관심을 기울여야 한다.

14 현재 의료환경에서 병원의 이미지에 결정적인 영향을 주는 요소는?

① 공간적 시설 : 입지조건
② 물리적 시설 : 인테리어와 시설
③ 경험적 요소 : 의료진의 경력
④ 서비스의 질 : 인적요소

해설

현재 의료환경에서는 병원 직원들이 질 높은 공정한 서비스를 제공함으로써 병원의 이미지를 향상시켜 고객이 병원에 대한 몰입이 높아져야 병원의 수익과 관련된 구매행동에 영향을 미치게 된다.

15 병원의 이미지 관리를 위하여 기획된 내용을 실현시키기 위한 실행계획서를 무엇이라고 하는가?

① 이미지 메이킹
② 병원의 액션플랜
③ 결정적 순간(MOT)
④ 모티베이터

해설

병원의 이미지 관리를 위하여 기획된 내용을 실현시키기 위한 실행계획서를 병원의 액션플랜이라고 한다.

16 병원의 내적 이미지에 속하는 것은?

① 병원의 하드웨어　　② 병원의 환경요소
③ 병원의 사회봉사　　④ 병원의 진료철학

해설

병원 액션플랜의 수행

구 분	내 용
병원의 내적 이미지 관리	• 병원의 진료철학, 비전수립, 팀원들의 열정 등에 대한 이미지 관리를 위한 플랜을 수립한다.
병원의 외적 이미지 관리	• 병원의 하드웨어, 환경요소 등에 대한 이미지 관리를 위한 플랜을 수립한다.
병원의 사회적 이미지 관리	• 병원의 사회적 위치, 사회봉사, 마케팅활동 등을 통한 이미지 관리를 위한 플랜을 수립한다.

17 처음 만남에서 첫인상이 결정되는 시간은?

① 4~5초　　　　　　　　　② 2~3분

③ 10~15분　　　　　　　　④ 30~40분

해설

첫인상은 단 4~5초 만에 결정되는 것이며 잘못된 첫인상을 바꾸는 데는 40시간이 걸린다고 한다.

18 대부분의 경우 먼저 제시된 정보가 나중에 들어온 정보보다 전반적인 인상형성에 강한 영향을 주는 것을 가리키는 심리학용어는?

① 최근효과　　　　　　　　② 대조효과

③ 초두효과　　　　　　　　④ 후광효과

해설

대인지각의 주요형태

- 최근효과(신근성효과) : 시간적으로 나중에 제시된 정보에 의해서 영향을 받는 효과
- 초두효과 : 최초의 인상이 중심이 되어 전체 인상이 형성되는 효과
- 대조효과 : 최근에 주어진 정보와 비교하여 판단하는 효과
- 후광효과 : 외모나 지명도 또는 학력과 같이 어떤 사람이 갖고 있는 장점이나 매력 때문에 관찰하기 어려운 성격적인 특성도 좋게 평가되는 효과
- 악마효과 : 싫은 사람이라는 인상이 형성되면 그 사람의 다른 측면까지 부정적으로 평가되는 효과
- 방사효과 : 매력 있는 사람과 함께 있을 때 사회적 지위나 자존심이 고양되는 효과
- 대비효과 : 너무 매력적인 상대와 함께 있으면 그 사람과 비교되어 평가절하되는 효과

19 밝은 표정과 미소에 대한 설명으로 옳지 못한 것은?

① 첫인상을 좋게 한다.

② 자신과 상대방을 즐겁게 한다.

③ 업무가 효율적으로 진행된다.

④ 상대방에게 만만하게 보인다.

해설

밝은 표정의 중요성

- 첫인상을 좋게 한다.
- 자신과 상대방을 즐겁게 한다.
- 상대방을 편안하게 해준다.
- 업무가 효율적으로 진행된다.

20 다음 (   ) 안에 알맞은 단어는?

> (   )(은)는 아무런 대가를 치루지 않고서도 많은 것을 이루어낸다.

① 친 절
② 지 혜
③ 미 소
④ 복 장

해설

밝은 표정과 미소에 관한 격언들
• 인생의 날 수를 당신이 결정할 수는 없지만 인생의 넓이와 깊이는 당신 마음대로 결정할 수 있다.
• 얼굴모습은 당신이 결정할 수 없지만 당신의 얼굴표정은 당신 마음대로 결정할 수가 있다.
• 미소는 아무런 대가를 치루지 않고서도 많은 것을 이루어 낸다.

21 밝은 표정의 효과에 해당하지 않는 것은?

① 반감효과
② 호감효과
③ 감정이입효과
④ 건강증진효과

해설

밝은 표정의 효과
• 감정이입효과
• 호감효과
• 실적향상효과
• 마인드컨트롤효과
• 건강증진효과

22 다음 중 큰 미소를 할 시기는?

① 눈을 마주 쳤을 때   ② 진료결과가 긍정적일 때
③ 안내할 때   ④ 상담을 시작할 때

해설

구 분	큰 미소	작은 미소
의 의	• 위 앞니 열개 또는 안쪽까지 살짝 드러남	• 위 앞니 두 개 정도가 드러나게 웃는 미소
시 기	• 처음 인사할 때 • 진료 결과가 긍정적일 때	• 눈이 마주쳤을 때 • 상담을 시작할 때 • 안내할 때 • 음료 서비스 시

23 마음을 전하는 인사의 기본요소로 옳지 않은 것은?

① 인사는 고객에 대한 마음가짐의 표현이다.
② 내가 먼저 한다.
③ 상대의 눈을 보며 한다.
④ 인사를 한 후에는 눈맞춤을 피한다.

해설
인사를 하기 전과 후에 반드시 눈맞춤을 하도록 한다.

24 마음을 전하는 인사의 기본요소로 옳지 않은 것은?

① 때와 장소, 상황에 맞는 인사를 한다.
② 발꿈치는 벌리고 양발의 각도는 10°로 하고 무릎은 붙인다.
③ 여성은 오른손이 위가 되도록 모으고, 남성은 왼손이 위가 되도록 모으거나, 바지의 재봉선 위에 붙인다.
④ 어깨의 힘을 빼고 어깨선이 굽지 않게 한다.

해설
발꿈치는 붙이고 양 발의 각도는 30°로 하고 무릎은 붙인다.

안심Touch

25 **45°인사(정중례)가 필요한 인사말은?**

① 정말 죄송합니다.
② 무엇을 도와드릴까요?
③ 오래 기다리셨습니다.
④ 어서 오십시오.

해설

마음을 전하는 인사의 종류

15°인사(목례)	30°인사(보통례)	45°인사(정중례)
• 협소한 장소 혹은 가까운 사람을 만났을 때의 인사 • 무엇을 도와드릴까요/네, 잘 알겠습니다/잠시만 기다려 주십시오/오래 기다리셨습니다 등	• 상사, 동료, 고객 등에게 하는 인사 • 안녕하십니까/어서 오십시오/감사합니다 등	• 사과 또는 감사를 담은 정중한 인사 • 정말 죄송합니다/대단히 감사합니다/안녕히 가십시오 등

26 **다음 중 피해야 할 인사에 해당하지 않는 것은?**

① 상대가 누구든 상대와 눈이 마주쳤을 때 조건반사적으로 하는 인사
② 상대를 보지 않고 하는 인사
③ 얼굴만 빤히 보면서 하는 인사
④ 허리는 숙이지 않고 말로만 하는 인사

해설

인사는 내가 먼저 해야 하며, 상대가 누구든 상대와 눈이 마주쳤을 때 조건반사적으로 인사를 하도록 한다.

27 **인사를 할 때 취하는 태도에 대한 설명으로 바르지 않은 것은 무엇인가?**

① 가급적 인사를 먼저하고 나중에 인사말을 한다.
② 등과 목, 허리가 일직선이 되도록 상체를 굽힌다.
③ 허리를 굽힌 상태에서 잠시 멈춘다.
④ 인사를 하고 나서는 반드시 상대방과 시선을 맞춘다.

해설

'안녕하십니까'라는 인사말을 마치고 허리를 숙인다.

28 바람직한 헤어스타일로 옳지 않은 것은?

① 화려하지 않은 머리핀
② 자연스러운 머리색
③ 그물망으로 고정된 뒷머리
④ 한쪽 눈을 가린 앞머리

해설
앞머리가 눈을 가리거나 옆머리가 흘러내리지 않아야 한다.

29 다음 중 가장 바람직한 메이크업은?

① 화려한 색상의 매니큐어
② 너무 진한 아이섀도 색
③ 진하지 않은 화장
④ 신부화장 같은 볼터치

해설
진하고 요란한 화장은 피하고 따뜻한 느낌을 주는 부드러운 색으로 자연스럽게 한다.

30 병원근무 시 단정한 용모와 복장으로 바르지 않은 것은?

① 병원서비스전문가로서의 신뢰감을 주는 복장
② 자신의 개성을 맘껏 과시한 복장
③ 청결한 복장
④ 깔끔하게 세탁한 복장

해설
코디네이터의 병원근무 시 용모 · 복장은 자신의 개성을 강조하기보다 청결과 기능의 조화를 우선시한다.

31 다음 중 악수를 먼저 청해야 하는 사람이 아닌 것은?

① 직 원
② 손윗사람
③ 선 배
④ 여 성

악수를 할 때는 고객이 직원에게, 여성이 남성에게, 손윗사람이 아랫사람에게, 선배가 후배에게, 상급자가 하급자에게 먼저 악수를 청하는 것이 원칙이다.

32 악수의 자세로 옳지 않은 것은?

① 밝고 호의적인 표정으로 한다.
② 상대의 배를 본다.
③ 상체를 가볍게 숙인다.
④ 맞잡은 손을 2~3번 정도 가볍게 흔든다.

해설
상대의 눈을 보며 악수한다.

33 명함사용의 잘못된 예절은?

① 고객보다 먼저 명함을 꺼내서 미리 준비한다.
② 앉기 전에 명함을 교환한다.
③ 명함을 줄 때 자기의 이름이 상대방 쪽에서 보이게 오른손으로 내민다.
④ 받은 명함은 읽어보지 않고 바로 지갑에 잘 보관한다.

해설
받은 명함은 그 자리에서 보고 읽기 어려운 글자는 정중히 물어본다.

34 **명함사용의 예절로 잘못된 것은?**

① 명함을 줄 때 자기의 이름이 상대방 쪽에서 보이게 오른손으로 내민다.
② 받은 명함은 그 자리에서 보고 읽기 어려운 글자는 정중히 물어본다.
③ 명함을 내밀 때는 회사명과 이름을 밝히면서 두 손으로 건넨다.
④ 동시에 주고받을 때는 왼손으로 주고 오른손으로 받는다.

해설
동시에 주고받을 때는 오른손으로 주고 왼손으로 받는다.

35 **자기 자신을 소개하는 방법이 가장 옳은 것은?**

① 안녕하세요? 김길동입니다.
② 안녕하세요? 원무과 과장 김길동입니다.
③ 안녕하세요? Mr. 김입니다.
④ 안녕하세요? 원무과 과장 Mr. 김입니다.

해설
자기 자신을 소개할 때 예절
• 자신의 지위를 밝히지 않고 이름과 성을 알려주는 것이 상례이다.
• 자신의 이름 앞에 Mr. Mrs. Miss와 같은 존칭은 붙이지 않는다.

36 **타인을 소개하는 요령으로 잘못된 것은?**

① 가장 나이가 어리거나 지위가 낮은 사람을 먼저 소개한다.
② 여성을 존중하는 의미에서 여성부터 소개한다.
③ 지위나 나이가 비슷한 경우는 소개하는 사람과 가까운 곳에 있는 사람부터 소개한다.
④ 자기회사 사람을 타 회사사람에게 먼저 소개한다.

해설
여성을 존중하는 의미에서 남성부터 소개한다.

37 서 있는 바른 자세로 옳지 않은 것은?

① 남자는 왼손으로 오른손을 감싸며 앞으로 모은다.

② 여자는 오른손이 위로 오게 하여 앞쪽으로 모은다.

③ 턱은 당기고, 시선은 정면을 바라보며, 밝은 표정을 유지한다.

④ 뒤쪽으로 몸을 젖히거나, 한쪽 다리만 힘을 주고 자연스럽게 선다.

해설

절대 뒤쪽으로 몸을 젖히거나, 한쪽 다리만 힘을 주고 서지 않아야 한다.

38 앉은 자세로 바르지 않은 것은?

① 허리를 곧게 편다.

② 다리는 11자 형태로 해서 직선이 되게 내린다.

③ 등받이에 자연스럽게 기댄다.

④ 손모양은 여자는 공수자세, 남자는 허벅지 위에 올려놓는다.

해설

등받이에 기대지 않은 상태를 유지한다. 즉 등과 등받이 사이에 주먹 하나 들어갈 정도의 간격을 둔다.

39 올바른 걸음걸이 예절에 해당하지 않는 것은?

① 신발을 끌거나, 무겁게 걷지 말아야 한다.

② 실내에서 걸을 때에는 발걸음은 크게 떼며 소리가 나지 않게 성큼성큼 걷는다.

③ 문지방을 밟지 않는다.

④ 사람을 지나쳐야 할 때에는 앞으로 가지 않고 뒤로 비켜서 지나간다.

해설

실내에서 걸을 때에는 팔을 작게 흔들며 발걸음들도 작게 떼며 소리가 나지 않게 걷는다.

40 자세의 5대 포인트로 잘못 설명된 것은?

① 아무리 정중한 동작이라도 굳은 표정은 안 되며, 자연스러운 미소를 유지하여야 한다.

② 작은 동작 하나라도 고객의 눈을 바라본다.

③ 허리선과 가슴선 사이에서 정중하게 물건을 수수한다.

④ 본인에게 편안한 위치에서 응대한다.

(해설)

본인에게 편안한 위치에서 응대하지 않고 고객에게 정면으로 응대한다.

41 방향안내 자세로 바르지 않은 것은?

① 어깨를 위로 올리고 팔을 일직선으로 편다.

② 팔꿈치를 기준으로 각도를 주고 직선이 되도록 편다.

③ 다른 한쪽 팔은 방향을 가리키는 팔 쪽에 자연스럽게 댄다.

④ 다섯 손가락을 가지런히 펴서 모으고 손바닥 가운데는 약간 모은다.

(해설)

어깨를 위로 올리지 말고 팔을 일직선으로 펴지 않는다.

42 고객과 동행 시 안내요령으로 바르지 않은 것은?

① 고객보다 두서너 걸음 뒤에서 안내한다.

② 고객의 대각선 방향(고객에게는 130° 각도)에서 안내한다.

③ 눈, 입, 어깨, 손을 동시에 사용하여 안내하고, 팔은 45° 정도 위치로 들고 안내한다.

④ 손가락은 가지런히 펴고 엄지손가락을 벌리지 않고 손바닥을 위쪽으로 해서 방향을 안내한다.

(해설)

고객보다 두서너 걸음 앞에서 안내한다.

안심Touch

43 계단에서 안내요령으로 옳지 않은 것은?

① 계단에서 안내할 때에는 고객과 1~2계단 떨어져서 안내한다.
② 계단에 난간이 있을 때에는 고객이 난간의 손잡이를 잡을 수 있도록 배려한다.
③ 안내자가 앞서는 것을 원칙으로 한다.
④ 여성인 경우에는 내려올 때 안내자가 앞에 선다.

안내자가 앞서는 것을 원칙으로 하되, 여성인 경우에는 내려올 때 여성이 앞에 선다.

44 에스컬레이터에서 안내방법으로 옳은 것은?

① 고객이 먼저 탄다.
② 안내자가 먼저 탄다.
③ 올라갈 때는 고객이 내려갈 때는 안내자가 먼저 탄다.
④ 올라갈 때는 안내자가 내려갈 때는 고객이 먼저 탄다.

안내자가 먼저 탔는데, 고객이 미처 에스컬레이터를 타지 못할 수도 있으므로 올라갈 때나 내려갈 때 모두 고객을 먼저 타게 하고, 안내자가 뒤따른다.

45 엘리베이터에서의 안내요령으로 옳지 않은 것은?

① 엘리베이터를 탈 때에는 타기 전에 미리 가는 층을 알려준다.
② 엘리베이터를 타고 내릴 때에는 문이 닫히지 않도록 문을 손으로 잡는다.
③ 승무원이 있는 경우에는 고객이 먼저 타고 먼저 내린다.
④ 승무원이 없는 경우에는 안내자가 먼저 타고 먼저 내린다.

해설
승무원이 없는 경우

탈 때	• 안내자가 먼저 타서 열림 버튼을 누르고, 다음에 고객이 타도록 한다.
내릴 때	• 내릴 때에는 반대로 엘리베이터 문이 닫히지 않도록 안내자는 열림 버튼을 누르고, 고객이 먼저 내리도록 한다.

46 문에서의 안내요령으로 바르지 않은 것은?

① 문이 당겨서 열릴 경우에는 문을 열고 잡은 후, 고객이 먼저 안으로 들어가도록 안내한다.

② 문이 밀어서 열릴 경우에는 안내자가 먼저 문을 열고 들어가서 고객이 안으로 들어오도록 한다.

③ 회전문의 경우 안내자가 먼저 들어가 문을 밀어준다.

④ 미닫이문의 경우에는 들어가고 나올 때 모두 안내자가 문을 열고, 고객이 먼저 들어가고 나오게 한다.

해설
회전문의 경우 고객을 먼저 들어가게 하고, 안내자가 뒤에 따라 들어가 회전문을 밀어주며 들어간다.

47 일반적으로 상석에 해당하지 않는 곳은?

① 소음이 적은 곳

② 사람의 출입이 많은 곳

③ 비좁지 않고 넉넉한 곳

④ 미관상 보기 좋은 곳

해설
일반적으로 사람의 출입이 적은 곳이 상석이 된다.

48 일반적으로 상석에 해당하는 곳을 잘못 설명한 것은?

① 상사의 자리가 따로 마련되어 있는 경우에는 상사의 왼편

② 창문이 있는 곳은 창밖의 경치가 정면으로 보이는 곳

③ 액자가 있는 곳은 액자가 정면으로 보이는 곳

④ 응접세트인 경우에는 긴 의자의 깊숙한 곳

해설
상사의 자리가 따로 마련되어 있는 경우에는 상사와 가까운 곳, 특히 오른편이 상석이다.

49 다음 중 상대방과의 대화 시 사용해서는 안 되는 화법은?

① 플러스 화법
② 명령형 화법
③ 쿠션문 화법
④ 복수형 화법

명령형 화법은 의뢰형 화법으로 바꾸어서 사용해야 한다.

50 123 화법이 의미하는 것은?

① 1분간 상대방의 이야기를 경청하기, 2분간 내말하기, 3번 맞장구하기
② 1번 맞장구하기, 2분간 상대방의 이야기를 경청하기, 3분간 내말하기
③ 1분간 내말하기, 2분간 상대방의 이야기를 경청하기, 3번 맞장구하기
④ 1분간 침묵하기, 2분간 상대방의 이야기를 경청하기, 3번 맞장구하기

해설
123 화법이란 1분간 내말을 하고, 2분간 상대방의 이야기를 경청하며 3번 맞장구를 치는 것이다.

51 공감적 행동을 하는 방법으로 잘못된 것은?

① 눈을 마주친다.
② 미소를 짓는다.
③ 고개를 끄덕인다.
④ 등을 뒤로 젖힌다.

해설
공감적 행동을 위해서는 등을 앞으로 숙여 상대방에게 가깝게 다가가야 한다.

제2과목

병원고객만족 경영 실무

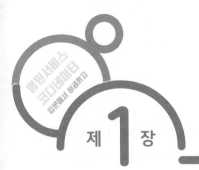

MOT

제 **1** 장

01 / 병원서비스 실무(MOT)

1. 병원서비스의 개요

(1) 서비스의 어원

① 영어의 'Service'란 단어는 '노예의 상태'란 뜻의 라틴어 '세브르스(Servus)'에서 유래하였다. 즉, 'Service'란 '노예가 주인에게 충성을 바친다'는 의미에서 출발하였음을 알 수 있으며, 이후 일상적인 봉사 · 무료라는 의미로 확대되었다.

② 오늘날에 와서59는 서비스의 의미도 크게 달라져서 자기의 정성과 노력을 남을 위하여 사용한다는 의미로 변하였다. 박애주의자로 널리 알려진 슈바이쳐 박사는 '인간이 할 수 있는 최고의 것은 봉사하는 것이다'라고 말하였다. 서비스의 기본적인 이해와 정신은 서로 존중하고 배려하는 예절과, 감사하는 마음을 행동으로 표현하여 내가 상대방에게 준 기쁨이 내게로 되돌아와 나의 기쁨으로 승화(昇華)한다는 차원에서 출발하여야 할 것이다. 결국 서비스는 '무형으로 사람들의 욕구를 충족시켜 주기 위하여 인간 또는 설비와의 상호작용을 통해 제공되는 것이다'라고 정의할 수 있다.

③ SERVICE의 키워드

S (Sincerity)	• 성의, 스피드, 스마일이 넘치는 서비스
E (Energy)	• 생생한 힘이 넘치는 서비스
R (Revolutionary)	• 언제나 새로운 것을 신선하고 혁신적으로 제공하는 서비스
V (Valuable)	• 고객에게 매우 가치 있는 서비스
I (Impressive)	• 감명 깊은 서비스
C (Communication)	• 커뮤니케이션이 있는 서비스
E (Entertainment)	• 사려 깊은 배려가 있는 서비스

(2) 병원서비스의 특성

① 무형성

일반적으로 서비스를 이용하는 고객은 어떠한 서비스를 받게 될지 알 수 없다. 특히 병원서비스는 서비스를 경험한 이후에도 서비스의 가치를 정확하게 평가하기 어렵고 서비스를 잘못 선택했을 경우에는 생명까지 담보로 해야 하는 상황이 벌어질 수 있으므로 선택에 대해 불안감을 갖고 조심스럽게 접근하게 된다. 그러므로 병원서비스의 이용자들은 구전이나 과거의 경험을 많이 신뢰하게 되며, 의료기관의 규모나 시설, 장비, 의료진의 의술에 대한 사회적인 인정을 확인할 수 있는 학력이나 자격증, 손에 잡힐 듯이 자세하고 친절하게 설명해 주는 의료진의 커뮤니케이션, 그밖에 안내판이나 브로슈어, 광고, 인터넷 홈페이지 등 다양한 유형적인 증거를 평가기준으로 삼는다.

② 소멸성

저장하거나 재고를 남길 수 없다. 따라서 소멸성을 극복하기 위해서는 수요와 공급을 조절하는 것이 필요하다. 병원서비스에 대한 수요는 예측하기가 어렵다. 갑자기 감염병이 돌아 병원에 환자가 밀려들지 기후가 좋아 감기환자가 격감할지 아무도 알지 못한다. 하지만 환자에 대한 예약제도를 시행하여 수요를 적절하게 분산한다거나 환자가 몰리는 시간에 집중적으로 인력을 투입해서 서비스의 공급을 증대시키면 효과적으로 대응할 수 있다.

③ 비분리성(생산과 소비의 동시성)

병원서비스를 제공하는 사람은 고객과 직접 접촉하게 되므로 생산과정에서 고객이 참여하게 된다. 즉, 서비스는 사람이든 기계든 그 제공자로부터 분리되지 않으며 포장되었다가 고객이 그것을 필요로 할 때 구매될 수 없다. 병원서비스의 성과는 고객의 상태, 나이, 성별, 기타 고객의 특성에 의해 영향을 받기 때문에 서비스의 제공자와 고객이 함께 만들어 가는 것이므로 고객중심적인 서비스를 제공하도록 해야 하는 것이다.

④ 이질성

서비스 주체인 사람의 의존도가 높아 균질성이 낮고, 따라서 표준화도 어렵다. 설사 같은 성형외과 의사가 수술을 한다 해도 수술을 하는 시간과 장소, 환자의 조건, 그리고 의사 자신의 컨디션에 따라 결과가 달라질 수 있다.

2. MOT 개념의 이해

(1) MOT [Moments of Truth(진실의 순간)]의 의의

① 진실의 순간(결정적 순간)은 고객이 병원의 종사자 또는 특정자원과 접촉하는 순간으로 병원서비스의 품질에 대한 인식에 영향을 미치는 상황으로 정의할 수 있다.

② 고객서비스 실천에서 가장 중요한 점은 고객접점에서 진실의 순간을 분류하고 서비스 사이클을 파악하여 고객을 만족시키는 것이다.

(2) MOT의 유래

① MOT는 원래 스페인의 투우 용어인 'Moment De La Verdad'를 영어로 옮긴 것으로 투우사와 소가 일대일로 대결하는 최후의 순간, 즉 실패가 허용되지 않는 매우 중요한 순간을 뜻한다.

② MOT는 최초의 고객만족 연구를 시작한 리처드 노먼이 '서비스제공자와 고객과의 접촉순간'을 투우의 결정적 순간에 비유하여 사용하였다.

(3) 스칸디나비아(SAS) 항공사의 얀 칼슨 사장

① 진실의 순간에 고객을 만족시키는지 여부가 SAS 항공사의 성패를 좌우한다고 하였다.

② 얀 칼슨 '고객을 순간에 만족시켜라 : 진실의 순간'이라는 자신의 저서에서 '한해 일천만 명의 승객이 각각 5명의 스칸디나비아 항공의 종업원들과 접촉한다고 보고, 스칸디나비아 항공사의 진실의 순간은 1회의 고객응대시간을 평균 15초로 계산하면 1회 15초 동안 5천만 번 고객의 마음에 스칸디나비아 항공의 서비스 이미지를 새겨 넣은 것이다'라고 정의했다.

③ 얀 칼슨 사장은 진실의 순간 개념을 도입한지 불과 1년만에 스칸디나비아 항공을 연 800만 달러의 적자로부터 7,100만 달러의 이익을 내는 회사로 탈바꿈시켰다.

④ 곱셈의 법칙($97 \times 95 \times 93 \times 91 \times 0 = 0$)

각 서비스항목에 있어서 대부분의 경우에 점수를 우수하게 받았어도, 어느 한 단계에서 0이면 결과는 0으로 형편없는 서비스가 된다. 예컨대 승객들이 자신의 접시가 지저분하다는 것을 발견하게 되면, 바로 그 순간 그들은 탑승하고 있는 비행기 전체가 불결하다고 느끼게 된다는 것이다.

(4) MOT가 중요한 이유

① 고객이 조직의 일면과 접촉하여 그 서비스품질에 관하여 무엇인가 인상을 얻을 수 있는 결정적인 순간이기 때문이다.

② MOT를 잘 관리하면 고객만족도를 높일 수 있지만, 반대로 MOT에서 고객의 기대를 충족시키지 못하면 다른 고객가치요소가 아무리 훌륭하다고 하더라도 가치를 느끼지 못하게 된다.

③ 의료란 가끔 환자를 치료하고 더 자주 증상을 완화시키는 것에 불과하나 환자를 편안하게 하고 의료서비스는 언제나 변하지 않아야 한다.

안심Touch

3. 병원의 개선방안을 위한 파레토(Pareto) 차트 분석

(1) 의 의

① 파레토 법칙이란 중요한 20%의 원인이 전체 문제의 80%를 발생시킨다는 것으로 2:8의 법칙이라고도 한다.

② 발생한 문제의 주요(다빈도) 원인을 찾는 데 유용하여 많은 도움이 되는 도구이다.

(2) 작성방법

① 가장 빈도가 높은 원인을 좌측에 막대그래프로 나타내고, 그 다음 빈도가 높은 원인의 순으로 막대그래프를 배열한다.

② 누적분포를 동시에 나타낸다.

③ 원인들 간에 상대적 빈도를 시각적으로 관찰할 수 있다.

④ 이들 원인 중 어떤 것을 개선의 목표로 선정할 것인지를 결정해야 한다.

⑤ 예컨대 투약오류 발생현황에 대하여 파레토 차트로 분석한 후 요인 각각을 특성요인도(Fishbone)로 도식화하여 근본적인 원인을 찾을 수 있다.

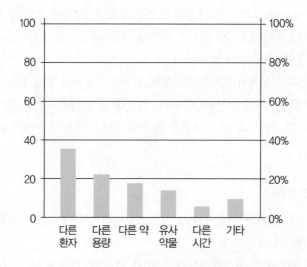

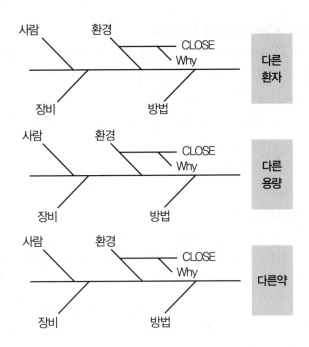

02 / 고객의 소리(VOC) 수집

1. 고객의 소리(VOC) 개념

(1) 의 의

① VOC는 Voice of Customer의 약자인데 고객중심전략의 한 방법으로써 고객으로부터 피드백을 받는 기법이다.

협의의 VOC	• 병원 내 · 외부의 다양한 채널을 통해 들려오는 고객의 요구사항을 효율적으로 처리하여 고객만족을 극대화하는 행위로써, 고객의 문의사항, 불만사항 그리고 칭찬과 격려에 이르기까지 고객이 전달하는 요구사항을 통틀어 말한다.
광의의 VOC	• 협의의 VOC를 포함하여 보다 적극적인 고객의 의견, 기대사항, 구매의 의도, 행동양식까지도 포함한 정보를 말한다.

② 고객의 소리(VOC)를 경청해야 하는 이유

 ㉠ 고객의 요구사항을 충족시키는 방법에 대해 신뢰할 수 있는 정확한 정보는 오직 고객만이 줄 수 있고, 고객은 병원이 존재하는 근원이기 때문이다.

 ㉡ 고객은 아이디어를 제공해 주는 원천이다.

 ㉢ 고객의 소리에 귀를 기울여 그들의 욕구를 파악하고 이를 수용하여 경영활동을 함으로써 고객만족을 추구할 수 있다.

(2) VOC의 특징

① 1차 자료보다 빠르고, 기업의 모든 채널에서 수집이 가능하다.

② 가공된 것이 아닌 고객의 요구사항을 원시데이터로 알 수 있다.

③ 기간별 수집, 취합, 분석 등을 통하여 기업에 대한 고객반응 정도의 트렌드를 알 수 있다.

④ 장점 및 단점

장 점	• 고객의 실질 요구사항을 알 수 있어 향후 예상되는 기업의 대응체제를 마련할 수 있으며, 객관적인 Data를 이용해 내부직원들에게 공유함으로써 기업활동을 활성화시킬 수 있다.
단 점	• 고객의 소리가 너무 다양하여 기업에 영향을 주는 적합한 정보분석이 어려울 수 있다. • 일반적으로 기업에서 가장 흔하게 사용하는 예는 다른 콜센터로 연락하여 수집되는 정보를 포함하여, 홈페이지, 고객접점, 고객접점 직원, 엽서, 편지, FAX, CSL 조사 등을 통하여 입수하는 정보들이다.

(3) 고객의 소리(VOC) 유형

Out-bound	• Push형으로 외부요인에 의해 자료가 수집되는 형태로 주로 고객이 전화, 엽서 및 인터넷을 통한 불만, 제안, 문의, 칭찬을 제기하는 유형
In-bound	• Pull형으로 내부조직에서 고객의 의견을 청취하고자 고객간담회 또는 공식적 고객설문조사를 실시하여 정보를 흡수하는 유형

(4) 고객의 소리(VOC) 수집방법

① 고객의 소리를 측정하는 방법으로는 Logic Tree, NGT, 고객설문조사, 고객의견조사, 우편엽서, 콜센터 등 여러 가지 방법이 있다. 이것으로 고객이 요구하는 것, 기대하는 것 및 원하는 것이 무엇인지 파악한다.

② 고객의 소리는 종종 애매하고, 가끔은 감정적인 발언의 형태로 나타나므로 이를 구체적이고 측정가능한 고객핵심 요구사항으로 바꾸는 작업이 필요하다.

③ 모든 고객이 같은 가치를 창출하는 것은 아니므로 성장기회의 발견, 경쟁우위의 확보 및 핵심고객의 유지를 통한 수익창출을 위해서는 고객세분화정책이 필요하다.

(5) VOC 관리체계

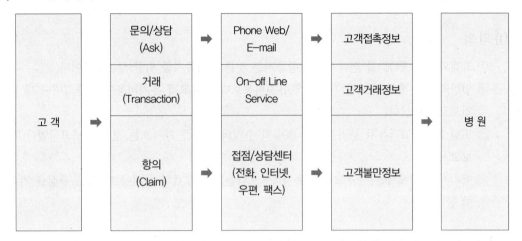

더 알아보기

칼 알브레히트(Karl Albrecht)의 고객가치 4단계

단 계	가 치	내 용
제1단계	기본가치	• 고객이 병원을 찾는 일차적인 가치이다. • 병원에서 고객들은 수술이나 치료결과가 좋고, 완쾌되기를 바라는 가치이다.
제2단계	기대가치	• 병원에 내원했을 때 의사와 간호사의 깔끔한 복장, 친절한 미소, 편리한 시설, 쾌적한 환경과 자신의 이야기를 잘 들어주고, 자세한 상담을 해주는 등 병원의 모든 절차와 시스템이 편리하기를 원하는 것이다.
제3단계	희망가치	• 적극적으로 희망하지는 않지만 마음속으로 원하고 있었던 가치를 말한다. • 기다리는 동안 따뜻한 차 한 잔을 제공하는 것 등이 그 예이다.
제4단계	미지가치	• 환자가 전혀 예상치 못한 서비스를 받고 놀라는 고객감동의 단계이다. • 퇴원하고 집에 도착한 날 오후에 담당의사가 불편한 점이 없는지 전화한다거나, 몸이 불편한 환자를 병원차를 이용하여 무료로 집으로 바래다주는 것 등이 그 예이다.

2. 고객의 소리(VOC) 전략적 활용

(1) 의 의

① 고객의 소리(VOC)를 전략적으로 활용하는 것은 고객유지를 위한 생존전략이다.
② 일반적인 통계에 따르면 기존고객 유지비용보다 신규고객 유치비용이 평균 7배나 더 많은 것으로 나타났다.
③ 또한 5%의 고객유지 증가는 50~60%의 수익의 증가를 가져오는 것으로 보고되었다(Bain 보고서).
④ 따라서 병원에서는 신규고객을 유치하기보다는 기존고객의 유지에 더 많은 관심을 기울여야 한다.

(2) VOC를 통해 확보된 고객정보 일관성 있게 저장 및 DB화 시키기

기존 고객	현재 고객	기존 서비스	고객활성화전략	• 고객과의 거래관계를 지속적으로 기록하고 고객의 구매량에 따라 이에 상응하는 인센티브를 제공해 주는 전략
			고객애호도제고전략	• 고객이 다른 기업의 제품이나 서비스로 브랜드를 전환하지 않도록 고객과의 유대관계강화를 추구하는 전략
		신 서비스	교차판매전략	• 기업이 여러 가지 제품을 판매하고 있는 경우에 하나의 제품에 대한 데이터베이스는 다른 제품의 판매를 위한 수단으로 사용함
	과거고객		재활성화전략	• 오래 전에 물품이나 서비스를 구입한 경험이 있는 고객이 대상 – 과거 실적에 대한 면밀한 분석 – 거래를 중단하게 된 이유를 분석 – 가치가 있다고 판단되는 고객에 대해 비용 효율적인 마케팅을 시도 • 상품별 반복구매주기가 지났는데도 재구매하지 않은 고객에 대해 재활성화 시키는 전략 구사
잠재 고객	신규고객		신규고객확보전략	• 성장기 기업의 경우 중요전략 • 지속적인 성장을 위해서는 신규고객확보를 위한 투자 필요 • 경쟁사의 고객을 직접 겨냥하는 공격적인 형태로도 전개

03 / 병원프로세스 분석 및 고객접점 설계

1. 병원프로세스 분석

(1) 리엔지니어링의 개념

① 리엔지니어링(Re-engineering)이란 단어는 마이클 해머(Michael Hammer)가 1990년도에 '하버드 비즈니스 리뷰' 잡지에서 사용하였던 단어로 '정보처리기술을 이용한 경영혁신'이라고 정의할 수 있다.

② 조직의 비용 · 품질 · 서비스 · 업무속도 등을 향상시키기 위해 조직의 과정 · 체제 및 구조를 근본적으로 재설계하는 경영기법을 말한다.

③ 유사한 용어로 리스트럭처링(Restructuring)이 인원삭감이나 부분폐쇄 등에 의존해온 것에 비해 리엔지니어링은 기업전략에 맞춰 업무진행을 재설계하는 의미가 크다.

(2) 3C의 변화

① 종전에는 기업이 능동적으로 기획하고, 생산하여 분배하며, 고객은 수동적으로 이용하는 체제였다면 1980년대 이후에는 경영환경 특히 3C라고 불리는 고객(Customer), 경쟁(Competition), 변화(Change)가 결합되어 새로운 기업환경을 요구하고 이 요구에 부응하지 못하는 기업들은 몰락하게 되었다.

② 변화의 내용

    ㉠ 고객(Customer) : 판매자에서 고객으로 주도권이 이동하였다. 더 이상 판매자가 우세하지 않고 고객이 우세하다. 이제는 고객이 그들이 무엇을 원하는지, 언제 원하는지, 어떠한 방법으로 공급받기를 원하는지, 어떻게 지불할 것인지를 결정한다.

    ㉡ 경쟁(Competition) : 종전에는 경쟁이 단순하여 팔릴만한 제품이나 서비스를 최저가격으로 시장에 제공할 수 있는 기업은 살아남을 수 있었다. 그러나 지금은 더 많은 경쟁이 존재할 뿐 아니라, 경쟁의 형태도 다양해졌다. 경제의 세계화와 함께 외국병원의 국내진출 등으로 더 많은 경쟁자들과 마주치고 있으며, 이들 각자는 신기술과 서비스를 시장에 내놓고 있다.

    ㉢ 변화(Change) : 변화는 광범위하면서도 영속적인 것이 되었으며, 정보통신의 발달로 속도가 더 빨라졌다.

(3) 프로세스(Process)의 의의

① 프로세스는 하나 이상의 투입(Input)을 받아들여 고객에게 가치 있는 결과(Output)를 산출하는 행동들의 집합을 의미한다.

② 병원의 프로세스에는 예약, 접수, 진찰, 수납, 검사, 처치프로세스 등이 있다.

(4) 병원프로세스의 특질

① 프로세스는 최종적인 산출물을 제공받는 고객이 항상 존재한다. 이 때 고객이란 환자나 협력병원과 같은 외부고객과 함께 내부의 고객도 포함된다.

② 뚜렷한 목표가 있고, 측정가능한 산출물이 있다. 주요질환별 진료프로세스는 질병을 빠른 시간 내에 치료하는 데 목표가 있으며, 그것은 치료율, 재발률 등으로 측정할 수 있다.

③ 시작과 끝이 있고 반복적으로 일어난다. 예를 들면, 병원서비스는 환자의 예약이 시작이고, 치료를 종료하고 퇴원하는 것이 끝이다. 이러한 것들이 매일 지속적으로 반복된다. 일 년에 한두 번 일어나는 것은 프로세스라고 보기 어렵다.

④ 인사, 원무, 총무, 재무 등 여러 기능에 걸쳐 있다. 예를 들면, 고객관리 프로세스의 경우에는 예약, 자금, 진료, 사후관리의 기능이 일부 포함되어 체계적인 고객관리가 가능해진다. 예약준수 정도(예약), 고객의 지불형태(자금), 진료상황(진료), 사후관리(진료지원)와 같은 내용이 일련의 흐름에 속하게 된다.

(5) 프로세스 혁신의 기대효과

일반적으로 프로세스를 혁신하면, 4가지 관점에서 효율화가 이루어진다. 즉, 시간(Time)의 단축, 업무의 질(Quality) 향상, 수익(Revenue)의 증대나 비용(Cost)의 감소, 의료분쟁 시의 대비도구 등이다.

① 시간의 단축

병원중심에서 고객중심으로 전환되면 환자들의 입장에서 프로세스가 설계되어 많은 기다림 없이(Time), 편하게 진료를 받게 되어 환자의 만족도가 높아진다.

② 업무의 질(Quality) 향상

많은 토의와 분석을 거쳐 설계된 표준 프로세스는 업무 질의 안정성을 확보할 수 있다. 이는 담당자에 대한 교육을 비롯해서 업무능률 향상을 위한 유용한 자료가 된다.

③ 수익성(Revenue) 증대 및 경비의 절감

대부분의 부가가치가 의사에 의해서 발생하기 때문에, 표준화를 통하여 그들의 시간을 효율적으로 활용함으로써 수익을 창출할 수 있다. 뿐만 아니라 불필요한 절차를 없애고 효율적인 방법으로 업무를 수행하게 되어 경비(Cost)를 절감할 수 있다.

④ 의료분쟁에 대한 대비도구

의료분쟁이 일어날 경우 유리한 도구를 제공한다. 의료서비스의 특성상 서비스의 결과 여하에 따라 병원과 고객에 치명적인 영향을 끼칠 수 있다. 오랜 명성이 한두 번의 실수로 무너질 수 있다. 단 한 번의 실수가 의료분쟁으로 연결되고, 그것은 병원의 생존과 직결된다. 프로세스가 표준화되고 이에 따라 진료한 내용이 잘 정리되어 있다면 매우 유리한 자료로 쓰이게 되는 것이다.

(6) 병원프로세스와 리엔지니어링

① 예약에서 진료 그리고 수납에 이르기까지 발생하는 많은 업무에서 신속·정확하면서 환자를 만족시키는 병원이 있는가 하면, 업무가 지연되거나, 착오가 생겨 환자에게 짜증나는 병원도 존재한다. 그 이유는 환자를 대하는 직원들의 불친절 때문이기도 하겠지만, 병원의 일하는 방식에 문제가 있는 경우가 많다. 병원에서 일하는 방식이 잘못 설계되어 있으면, 환자가 불편할 뿐만 아니라, 일하는 직원들의 효율도 오르지 않는다. 결국 병원경영에 부담을 주게 되는 것이다.

② 병원은 대표적인 서비스업이라는 인식 하에 지속적이고 강도 높은 경영혁신 노력을 통하여 병원에서 고객들에게 제공하는 모든 종류의 서비스 즉, 진료서비스, 친절서비스, 기타 업무서비스 등의 서비스의 품질을 A+ 수준으로 끌어올림으로써 점차 어려워지고 있는 병원경영 환경에서 차별화된 경쟁요소로 리엔지니어링함으로써 병원의 품질경영을 담보하여야 한다.

(7) 병원프로세스 혁신 절차와 방법

① 1단계 : 프로세스 운영실태 점검

병원의 현행 운영실태와 주요환경에 대한 점검을 해야 한다. 가장 핵심이 되는 프로세스는 무엇인지, 프로세스 간에는 어떤 연관관계가 있는지, 프로세스별로 성과관리는 하고 있는지 등에 대한 실태를 검토해야 한다.

② 2단계 : 핵심 프로세스 선정

모든 프로세스를 한꺼번에 혁신할 수도 없고, 한다고 하더라도 효과적이지도 않다. 따라서 우선적으로 혁신하여야 할 프로세스를 선정해야 한다. 병원의 목표를 달성하는 데 가장 큰 장애가 되고 있는 프로세스, 전략적으로 중요한 프로세스, 고객에게 영향을 많이 미치는 프로세스, 시간과 돈이 많이 소요되는 프로세스, 한 고객이 여러 사람을 접촉하게 되는 프로세스, 실무자가 일하는 데 고충이 큰 프로세스, 원하는 산출물이 나오지 않는 프로세스들 중에서 개선의 가능성과 효과가 큰 것을 핵심 프로세스로 선택해야 한다.

③ 3단계 : 문제점의 파악

프로세스와 관련된 문제점을 파악하여야 하는데, 가장 중요한 요소는 고객의 목소리[VOC(Voice of Customer)]이다. 먼저 다음의 질문을 해보고, 고객을 통하여 해답을 구한다.

　㉠ 프로세스의 고객은 누구인가?

　㉡ 프로세스의 산출물은 무엇인가?

　㉢ 산출물의 가장 핵심이 되는 요소는 품질, 적시성, 정확성, 가격 중에서 무엇인가?

　㉣ 산출물의 성과를 무엇으로 측정할 수 있는가?

　㉤ 현재 성과의 수준은 어떠한가?

　㉥ 각 성과지표별로 고객의 기대수준은 어떠한가?

　㉦ 개선의 최우선 분야는 무엇인가?

④ 4단계 : 프로세스의 비전 정의

프로세스의 현 성과를 파악한 후 프로세스의 비전을 설정하여야 한다. 그리고 이 비전은 이해하기 쉽게 구체적으로 표현되어야 한다. 예를 들면, 진료대기시간이 주요문제라면 이것을 정확한 수치로 측정하여 표기해야 하는데, 진료대기시간은 평균 28분과 같은 형태이다. 이렇게 구체적인 수치로 표기하면 문제로 인식된 현재의 상태와 프로세스 혁신 후의 결과를 비교할 수 있다. 그래서 프로세스 혁신 결과의 성공여부를 가늠할 수 있다.

⑤ 5단계 : 프로세스 재설계

현행의 성과와 프로세스 비전의 차이(Gap)를 분석하고, 이를 줄일 수 있는 방안을 모색하여야 한다. 혁신하기 위해 발상의 전환을 하여야 하는데, '이것을 꼭 해야 하는가?'라는 물음을 통해서 업무를 통합하거나 제거할 수 있다. 일반적으로 환자에 대한 정보를 무조건 많이 얻으려고 하는 경향이 있는데, 그 중 활용되는 것이 얼마나 되는지를 평가해서 과감하게 줄일 수도 있다. 그리고 최근 재무보고의 적시성이 중요해지고 있지만 의사결정에 영향을 주지 않는 일일결산에 많은 비용이 든다면 월별 결산만으로 족한 것이다. '여러 사람과 꼭 같이 해야만 하는 일인가?'라는 물음을 통해 상호연관성을 최소화하거나, 업무를 통합하거나 중간절차를 제거하는 일을 할 수 있다.

⑥ 6단계 : 타당성 분석

5단계까지의 절차를 통해 프로세스가 설계되었다면, 조직과 인력, 정보기술, 제도의 혁신이 실행가능한 것인지를 점검해야 한다. 이론적으로 바람직하다고 하더라도 실행상의 장애를 극복할 역량이 없다면 현실에 맞는 방법을 강구하여야 한다. 현실을 너무 인정하는 것도 장애이지만, 현실을 너무 무시하는 것도 프로세스 혁신의 걸림돌이다. 그리고 실행되었을 때 기대되는 효과가 프로세스의 비전과 일치할 것인지를 평가해야 한다. 만약, 현실의 역량이나 여건을 감안할 때 혁신안의 효과가 극히 미흡할 것이라고 판단되면 3단계부터 다시 재검토해야 한다.

⑦ 7단계 : 실행

프로세스 개선안이 확정되면 이를 실행에 옮겨야 하는데, 어떻게 하면 프로세스가 개선된 상태로 유지가 가능할 것인지를 고민해야 한다. 한 예로 프로세스 개선안을 문서화하는 것은 개선상태를 유지시키는 데 좋은 도구로 활용된다. 문서화된 개선안은 실제 프로세스에 참여하는 구성원들로 하여금 계속적인 점검을 가능하도록 하며 주위 사람과 쉽게 공유하고 전파할 수 있게 한다.

⑧ 8단계 : 평가와 지속적 개선

프로세스 표준화는 일회성이 아니라 지속적인 개선으로 이루어진다. 외부환경과 요구는 계속 변화하기 때문에 프로세스 표준화는 현장으로부터 피드백을 받아 발전하여야 하며 이로 인해 최상의 질을 추구할 수 있다. 그리고 의료기술의 급격한 변화와 의료정책의 변화, 새로운 진단과 시술방법의 개발 등은 한 번 개선된 프로세스를 계속 고집할 수 없도록 하는 충분한 이유가 된다. 프로세스는 설계할 당시 시점에서 가장 좋은 것이지, 시간이 지나고 환경이 바뀌면 그에 따라 달라져야 하는 것이 당연하다.

(8) 병원프로세스 리엔지니어링의 특징

① 극적인 향상을 이룬다. 점진적인 변화를 추구하는 것이 아니라, 업무성과의 극적인 향상을 추구한다.

② 근본적이다. 프로세스 리엔지니어링을 실행함에 있어서 우리가 현재 하고 있는 일을 왜 하는지, 혹은 왜 지금과 같은 방법으로 실행해야 하는지에 대한 근본적인 질문을 해야 한다는 의미이다.

③ 완전히 새롭게 설계한다. 현존하는 모든 구조와 절차를 버리고 완전히 새로운 업무처리방법을 만들어 내는 것을 의미한다.

④ 분석의 대상은 바로 업무 프로세스이다. 프로세스란 하나 이상의 입력을 받아들여 고객에게 가치 있는 결과를 산출하는 행동들의 집합을 의미한다. 그러므로 이러한 프로세스에서 불필요하거나 중복되거나 낭비적인 요소를 제거하지 않고서는 경영혁신이 이루어 질 수 없다는 것이다.

⑤ 프로세스의 성과를 극대화한다. 프로세스를 재설계할 때 정보기술을 이용하여 단순한 프로세스의 재설계에서 달성할 수 없는 성과를 달성하고자 한다.

(9) 병원프로세스 리엔지니어링과 병원코디네이터의 역할

① 의료계 뉴 패러다임에 맞추어 리엔지니어링을 진행한다.

② 직원들의 핵심역량 파악과 채용, 평가 등을 제대로 평가할 수 있는 리엔지니어링을 통해 내부고객의 로열티를 창조한다.

③ 고객의 입장에서 항상 병원서비스를 재평가하여 병원경쟁력 강화를 위한 아이디어뱅크로써의 역할을 한다.

④ 고객응대 부문별 프로토콜, 고객의 커뮤니케이션 Flow Chart, 전략적인 진료약속 관리지침 등을 개선하여 병원만의 차별화된 고객관리를 통해 경쟁력을 강화한다.

⑤ 타 병원의 벤치마킹을 통해 병원경영컨설턴트로서 실정에 맞는 프로세스 가치를 창조하는 리더십을 발휘한다.

더 알아보기

벤치마킹의 개념 및 활용

• 의 의

'적을 알고 나를 알면 백전백승'이라는 말이 있듯이, 벤치마킹은 병원성장의 필수조건이다.

• 벤치마킹의 유래

기업이 목표달성을 위해 설정하는 측정기준으로 미국 기업에서 도입되었다. 미국의 기업들은 업계에서 상위권에 있는 기업의 1인당 매출액 · 노동비용 등 구체적인 경영지표를 산출하여 그 수치에 도달하려고 업무개선에 힘쓴다. 목표달성을 위하여 사원을 상대 기업에 파견, 자사(自社)와는 다른 방법으로 문제를 해결하는 기법을 익히기도 한다.

• 벤치마킹 시 진행순서

벤치마킹 적용분야의 선정→벤치마킹 상대의 결정→정보수집→성과와 차이의 확인 및 분석→벤치마킹 결과의 전파 및 병원 내 공감대 형성→혁신계획의 수립→실행 및 평가

---

(10) 동아병원의 리엔지니어링 성공사례

① 광주광역시에 있는 동아병원은 개원 이듬해인 1996년을 친절운동 원년으로 전격 선포하고 최초로 서비스코디네이터 제도를 도입하였다.

② 이어 10대 실천사항, 고객감동 서비스 헌장, 부서별 응대법, 부서별 행동지침 등을 차례로 제정하여 서비스 마인드를 고취시킴과 아울러 주 일회 전 직원 친절교육과 고객응대 모니터링과 같은 강도 높은 전사적 친절운동을 계속함으로써 이 지역 병원친절의 선도자 역할을 하기에 이르렀다.

③ 또한 병원 내에 고객불편처리센터를 운영하고 서비스실명제, 노래교실, 작은 음악회, 해피콜서비스, 이 · 미용서비스, 우산대여서비스 등과 같은 고객서비스 증대 노력을 계속하고 있다. 특히 2003년에는 병원경영혁신과 고객만족경영의 연구, 교육 및 활용, 전파를 위해 '동아경영연구소'를 개설하여 고객과 함께하는 실천경영문화 창조에 힘쓰고 있다.

2. 고객접점 설계

(1) 고객접점 설계의 필요성

① 고객의 니즈가 무엇인지 알 수 있다.

② 고객의 MOT 경험이 많아지면 장기적으로도 브랜드의 이미지를 높이는 역할을 한다.

(2) 병원의 관심과 고객의 요구

병원의 관심	접 점	고객의 요구
• 신속한 접수와 환자관리	• 문의 및 접수	• 빨리 진료를 받고 싶다
• 대기환자수와 환자관리	• 대기 및 상담	• 자세한 진료를 받고 싶다
• 신속한 진료와 환자관리	• 검사 및 진료	• 신뢰성 있는 진료를 받고 싶다
• 정확한 수납과 환자관리	• 수납 및 진료 후 상담	• 빨리 완치되고 싶다

(3) 고객접점의 종류

종 류	내 용
대인접점	• 접수창구, 약국, 진료실과 같이 직접 고객과 대면하는 접점
전화접점	• 전화상담이나 인터넷 예약과 같은 유무선 통신상의 대화를 근거로 하는 접점
원격접점	• 현금지급기 같은 무인 자동화기기를 통한 접점

(4) 고객접점의 공식(통나무 물통공식)

① 통나무 물통은 여러 조각의 나무 조각을 묶어서 만들었기 때문에 어느 한 조각이 깨지거나 높이가 낮으면 그 낮은 높이만큼 밖에 물이 담기지 않는다.

② 고객은 접점에서 경험한 서비스 중에서 가장 낮은(불량한) 서비스를 유난히 잘 기억하고 병원을 평가하는 데 중요한 잣대로 삼는다.

(5) 고객접점의 설계

① 진료 전

구 분	설 계
진료준비	• 유니폼 갈아입기 • 복장 점검을 실시 : 복장 Check List 이용 • 클리닉 내부 청소 및 정리를 실시(전 직원 분담업무)
현관(통로)	• 먼지 털기 • 통로 복도 및 계단 쓸기 • 통로 복도 및 계단 닦기 • 병원 현관문 닦기 • 게시판 닦기 • 간판 닦기
화장실	• 바닥 닦기 • 좌변기 청소 • 세면대 청소 • 쓰레기통 비우기 • 거울 및 유리 닦기 • 휴지 준비 • 수건준비(매일 교체) • 비누준비 • 방향제 확인
대기실 I	• 소파(대기의자) 닦기 • TV 닦기 • 탁자 닦기 • 선반 닦기 • Tea Table 닦기 • 간단한 음료, 차 준비 및 점검 • 정수기 물 점검 및 채우기 • 게시판(알림판) 닦기 • 책꽂이 닦기
대기실 II	• 액자 닦기 • 병원 내 모든 화분 물주기 • 거울 닦기 • 접수대 닦기 • 전화 옆에 메모지, 펜 준비 • 예약, 일일 노트 준비 • 컴퓨터 ON, 라디오 ON • 냉장고 정리(오래된 음식물 처리하기/냉장고 내부 닦기)

진료실	• 진료실 환기 • 메인 스위치 ON • 라이트 작동여부 확인 • 기계 작동여부 확인 • 물걸레로 닦기(모든 발판까지도)

환경관리	• 오전 시간에 어울리는 음악 틀기
	• 우천 시 현관 앞에 우산꽂이 비치해 두기
	• 우산이 없는 환자를 위해 여분의 우산을 준비하여 빌려드리기('우산을 빌려드립니다'
	  코너를 마련하여 운영)
	• 진료 전에 내부와 현관 앞 통로 모두에 방향제 뿌리기
	• 아동환자를 위한 풍선과 장난감을 대기실에 준비해 놓기
	• 풍선으로 만든 인형과 장난감은 대기실에 놓고 풍선은 직원들이 아동환자가 왔을 때
	  사용할 수 있도록 접수대 아래에 하루 분량을 놓아두기

직원회의	• 진료 준비(청소 및 정리) 후 직원 출근인원 점검(출근시간 체크자료) • 환자만족을 위한 자료 발표(1인 1일 : 클리닉 규모에 따라 변동 가능) • 모든 직원 각 개인과 팀의 업무확인 • Daily Task Report 작성, 발표(Daily Task Report 참조)
Mail 관리	• 환자에게서 온 E-mail 확인 후 답신 발송(E-mail 상담) • 우편물 확인 후 수신자(원장님, 직원)에게 전달 • 신문확인 • E-mail 확인 후 보고 내용은 바로 원장님께 보고
환자관리	• 예약환자 확인 후 전화 Confirm • 예약환자 이름표 제작(예 최선을 다하겠습니다. ○○님) • Homepage 환자 파악하여 목록을 만들고 준비
수 납	• 거스름돈 지급을 위해 미리 잔돈 준비

② 오전 진료

구 분	설 계
환자접수	• 환자가 오면 일어서서 인사를 한다. '어서 오세요. 어떻게 오셨습니까?' • 보험카드의 유무를 확인하여 접수한다. • 일일노트와 예약노트를 기록한다. • 신환인 경우에는 환자관리카드(인적사항)를 기록하게 한다. • 주소와 전화번호는 환자 본인이 기록하도록 도와준다. • 환자의 개인 E-mail을 파악한다(환자 관리카드에 E-mail란 첨부). • 신환인 경우 어떻게 우리 병원에 오게 되었는지 물어본다. • 환자가 받아야 할 진료를 간단하게 얘기해 준다. • 치료비에 대해 미리 설명해 주도록 한다. • 접수가 끝난 후 환자에게 보험카드를 주면서 몇 분 후 진료가 가능한지 대략의 시간 과 몇 번째 진료를 받는지 알려준다. • 환자에게 '잠시만 기다려 주십시오'라고 정중하게 얘기한다.

환자관리	• 예약환자가 오는 순서에 맞춰 이름표를 접수대에 놓는다. • 환자 진료순서가 오면 환자의 이름을 부른다. • 이름을 부를 때는 '○○님'하면서 환자를 높여준다. • 환자를 진료실까지 안내한다. • 오전에 파악된 Homepage 환자들에게 Home Phone을 실시한다. • 구환에게는 친절직원 추천조사를 하도록 친절직원조사카드를 주면서 권유한다. • 신환에게는 진료가 끝난 후 병원만족도 설문조사를 실시하도록 설문카드를 주면서 부탁한다. • 아동환자가 대기실에서 기다리고 있을 경우에는 풍선공이나 장난감을 이용하여 아이들과 같이 어울린다.
전화접수	• 전화기 옆에는 항상 전화메모 용지와 펜을 준비한다. • 전화응대 시에는 반드시 인사말, 소속, 이름순으로 알린다(예 안녕하세요, 웃음이 있는 ○○병원 ○○입니다). • 상대가 누구든지 경어를 사용하도록 한다. • 상대방의 이름을 들은 후에는 반드시 이름을 부르며 통화한다. • 진료 중인 원장님 앞으로 용건이 있을 시에는 반드시 메모하여 원장님 책상에 올려놓거나 진료가 끝난 직후 알려 드린다.
진료보조 Ⅰ	• 의자에 환자를 앉힌 후 자기소개를 한다. • 환자의 외투나 가방 등의 소지품은 옷걸이에 걸어준다. • 구환인 경우에는 전날 받은 치료 부위를 반드시 체크한다. • 아픈 곳이 어딘지를 다시 한 번 확인한다(예 이곳이 아프시죠?). • 진료 시작 시 기구를 미리 준비해 두도록 한다. • 진료 시 환자가 공포감을 많이 느낄 수 있는 기구를 사용하게 될 경우, 환자가 미리 보지 않도록 눈을 가리거나 환자 뒤에 놓고 진료를 시작한다. • X-ray 촬영 시에는 미리 촬영한다는 것을 얘기한다(예 치료를 위해 사진을 찍겠습니다. 위험한 것은 아니니 긴장 푸세요).
진료보조 Ⅱ	• 진료가 시작되면 환자에게 치료에 대해 알린다. • 진료 도중 의사의 일로 치료가 중단될 때에는 환자가 납득할 수 있는 충분한 설명을 해주어야 한다. • 환자 진료가 모두 끝난 후에는 '많이 힘드셨죠? 오늘 치료가 무사히 끝났습니다. 수고하셨습니다'라고 얘기한다. • 주의사항과 다음 치료에 대해 얘기해 준다.
수 납	• 잔돈을 미리 준비해 둔다. • 치료비 수납 • 보험청구 • 다음 진료에 대한 약속(예약)을 한다. • 일어서서 인사드리기(예 안녕히 가십시오. ○○요일 ○○시에 뵙겠습니다)

04 / MOT 플로우 차트(Flow Chart) 작성

1. 개 요

(1) 의 의

① MOT 플로우 차트는 서비스 프로세스 상에 나타나는 일련의 MOT들을 보여주는 시계 모양의 도표로, 서비스 사이클 차트라고도 한다.

② 이 차트는 서비스 전달시스템을 고객의 입장에서 이해하기 위한 방법이다. 고객이 경험하는 MOT들을 원형차트의 1시 방향에서 시작하여 순서대로 기입한다. 일반적으로 종업원들은 자신이 맡고 있는 업무에만 관심을 두고 일하는 경향이 있으나, 고객은 서비스과정에서 경험하는 일련의 순간 전체를 가지고 품질을 평가한다.

③ MOT 접점별 과정을 Flow Chart로 작성하여 불필요한 접점은 없애고 불필요한 부분에서의 시간 손실(Loss)을 줄이면서 환자 만족도를 높이는 등 전략적인 과정 관리가 요구된다.

④ 인터넷홈페이지, 병원외관, 간판, 주차장, 엘리베이터, 현관, 접수대, 수납, 대기실, 음료대, 화장실, 복도, 예진실, 원장실, 진료실, 파우더룸, 수납, 출구 등 고객접점의 순간을 모두 체크한다.

⑤ 각 파트별로 현재 직원들이 어떻게 응대하고 고객과 접촉하고 있는지를 기재한다.

⑥ 각 부서별로 직원을 호출하여 단계별로 내용을 살펴보고 개선방안을 논의하는 것이 좋다.

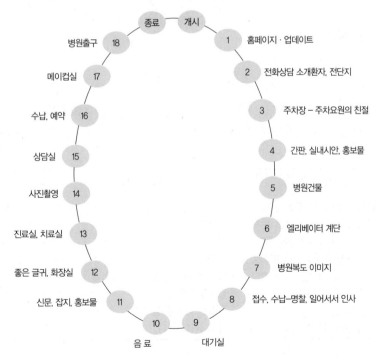

(2) MOT 작성(고객접점설계)

① 1단계 : 고객입장에서 걸어보라
  ⊙ '고객입장에서 걸어보기'란, 고객이 처음 병원에 들어오는 순간부터 병원을 나가는 순간까지의 모든 과정을 고객의 입장에서 생각해 보는 것이다.
  ⓒ 고객의 입장에서 걸어보기를 통해 고객이 경험하는 서비스접점(MOT)이 무엇인지, 각각의 서비스접점(MOT)마다 고객이 무엇을 원하는지를 파악할 수 있다.

② 2단계 : 고객접점 유니트를 설계하라
  병원 내 각 부서의 고객접점 특징을 파악하여 고객접점의 단위를 구분하고 고객접점 유니트를 정의한다.

③ 3단계 : 고객접점 사이클 세분화
  ⊙ 고객접점 사이클이란 고객이 처음으로 접촉해서 서비스가 마무리될 때까지의 서비스 행동의 전체과정을 고객의 입장에서 그려보는 방법이다.
  ⓒ 병원의 경우 한 건물 내에서 수납, 예약, 헌혈, 진료, 검진, 간호 등 여러 부서의 다양한 업무영역이 있으며, 각 층별로 고객접점 요소가 다르게 되는 바 각각의 판매와 서비스단위를 세분화하여 고객접점 사이클을 세부적으로 분석하여 작성한다.

④ 4단계 : 나의 고객접점 시나리오를 찾아라
  고객접점 사이클 중에서 나의 고객접점 사이클을 찾아서 고객접점 시나리오를 만든다.

⑤ 5단계 : 새로운 표준안대로 행동하라
  각 접점단위별로 고객접점 표준안을 만들고 팀별로 표준안대로 훈련하고 행동한다.

(3) MOT 사이클 차트의 분석

① MOT 차트
  MOT 차트는 세 개의 세로란으로 이루어진 간단한 차트이다. 중앙에 MOT에 대한 고객의 표준적인 기대를 기록한다. 오른쪽 란에는 MOT를 불만족스럽게 만드는 마이너스 요인을, 왼쪽 란에는 고객의 마음에 가치를 부가할 수 있는 플러스 요인을 적는다. 다음은 병원에서 서비스할 때의 사례이다.

플러스 요인	고객의 표준적인 기대	마이너스 요인
• 담당자가 벨이 3회 이상 울리기 전에 받고 즉석에서 모든 문제를 교환 없이 바로 안내해 준다. • 프론트 담당자가 상냥한 미소로 꼼꼼하게 접수와 병원 이용방법 등을 친절하게 설명해준다. • 원하는 장소를 찾기 쉽도록 안내원과 동선이 잘 정비되어 있다.	• 한 번의 전화로 해결된다. • 전화를 할 때 교환을 연결하지 않고 바로 원하는 상담이 가능하다. • 프론트에서 담당자가 신속하게 접수를 도와준다. • 원하는 장소를 잘 찾아갈 수 있도록 설명해준다.	• 기계음 또는 여러 번의 교환을 거쳐야 예약을 할 수 있다. • 프론트 담당자가 사무적인 표정으로 묻는 말에만 대답한다. • 원하는 장소를 찾아가는 데 복잡하고 이해하기 어렵다.

② 고객이 병원을 인식하는 첫 접점에서부터 병원 문을 나선 이후까지의 과정에서 각 접점마다 단지 '친절' 하나로 해결되는 것은 아니다. 기업의 각 과정이 하나의 시스템으로 만들어져야 한다. MOT를 효과적으로 활용하려면 고객접점매뉴얼을 만들고 표준 응대법을 직원들과 함께 마련하는 노력이 있어야 하며, 매뉴얼을 만드는 과정을 통해 고객의 눈높이를 읽을 수 있는 기회가 된다. 만들어진 매뉴얼은 각 접점별로 서비스품질의 상향평준화를 가져오고, 예기치 않은 상황에서도 당황하지 않고 적정한 대응을 가능하게 해준다.

2. MOT 차트 설계

병원을 알기까지	• 소개환자, 온라인, 간판, 잡지 및 전단지 등의 광고와 온라인 답변 등을 통해 방문여부를 결정한다.
전화응대	• 병원이름 정확하게, 말을 천천히 또박또박하게 한다. • 위치 등 문의에 매뉴얼을 활용하여 '솔'톤으로 답변한다. • 메모하면서 전화를 받는다. • 신환 응대 : 맞춤식 답변에 따른다. • 불만환자 : 차트확인 후 병원에서 다시 연락드린다고 한다. • 재진환자 예약 : 원하는 시간을 여쭤본다(쿠션화법). • 잘못 걸린 전화라도 병원의 좋은 이미지를 남기도록 한다. • 정확한 정보만 전달하자. • 가급적 전화를 먼저 끊지 않으며, 훅을 눌러서 끊는다.
접 수	• 데스크를 비우지 않는다. • 신환 : 접수차트를 건넨다. • 구환 : 예약을 확인하며, 재차 오늘 받으실 진료에 대해 설명하고, 전의 치료내용에 불편함은 없는지 확인한다.
대기실	• 잔잔한 음악을 틀어준다. • 식음료에 신경을 쓴다. • 게시판을 이용하여 진료정보를 알 수 있도록 대기시간이 환자교육의 장이 되도록 한다. • 대기시간이 길어진다면 다음 대기시간을 안내한다. • 하염없이 기다리고 있는 환자가 없는지 수시로 체크한다. • 예약자 순서대로 진행될 수 있도록 잘 안내한다.
상담실	• 환자가 어떤 진료를 원하는지 물어본다. • 병력, 상황에 대해 정확히 물어본다. • 정확한 정보전달을 위해 시각자료를 활용한다. • 환자의 유형별에 따른 상담을 한다.
진료 중	• 의료도구가 깨끗하고 잘 정돈되어 있어야 한다. • 행하기 전에 말한다.

진료 후	• 주의사항 안내하기→서서하기보다는 앉아서 한다.
수납 시	• 두 손으로 받는다. • 현금영수증, 카드영수증 등을 잘 챙겨드린다. • 수납 후 문자를 보낸다.
배 웅	• 일어서서 인사해 드리기 • 주의사항 다시 한 번 말씀드리기
해피콜	• 치료중단 환자전화, 유도문자, 소개문자, 생일문자, 시술 후 주의사항 등

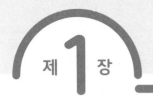

실전문제

제 1 장

01 병원서비스의 4가지 특성이 아닌 것은?

① 서비스의 무형성
② 서비스의 가분성(분리성)
③ 서비스의 개별성
④ 서비스의 소멸성

해설

서비스의 4가지 특성

• 무형성 : 서비스는 실체를 보거나 만질 수 없다.
• 생산과 소비의 비분리성 : 생산과 소비가 동시에 발생한다.
• 개별성(이질성) : 서비스는 제공하는 사람이나 구매하는 사람 또는 제공하는 상황 등에 따라 서비스의
  품질에 많은 차이가 난다.
• 소멸성 : 서비스는 저장하거나 재고를 남길 수 없으며, 끝나면 없어진다.

02 SERVICE의 키워드 중 I가 의미하는 것은?

① 성의, 스마일 넘치는 서비스
② 생생한 힘이 넘치는 서비스
③ 감명 깊은 서비스
④ 고객에게 매우 가치 있는 서비스

해설

SERVICE의 키워드

S (Sincerity)	• 성의, 스피드, 스마일이 넘치는 서비스
E (Energy)	• 생생한 힘이 넘치는 서비스
R (Revolutionary)	• 언제나 새로운 것을 신선하고 혁신적으로 제공하는 서비스
V (Valuable)	• 고객에게 매우 가치 있는 서비스
I (Impressive)	• 감명 깊은 서비스
C (Communication)	• 커뮤니케이션이 있는 서비스
E (Entertainment)	• 사려 깊은 배려가 있는 서비스

안심Touch

03 MOT의 정의로 맞는 것은?

① 진실의 순간, 고객접점이라고 정의한다.

② 시간관리를 뜻한다.

③ 의료인으로서 정직을 뜻한다.

④ 환자관리를 뜻한다.

MOT는 진실의 순간(Moment of Truth)이라는 영어의 약자로, 고객과의 접점 즉, 진실의 순간을 중요시하는 것이 MOT의 핵심이다.

04 다음 보기의 빈칸에 알맞은 단어는?

( )개념은 투우사와 소가 일대일로 대결하는 최후의 순간, 즉 실패가 허용되지 않는 매우 중요한 순간을 뜻한다.

① MOT

② VOC

③ CS(고객만족)

④ Monitoring

MOT는 원래 스페인의 투우용어인 'Moment De La Verdad'를 영어로 옮긴 것으로 투우사와 소가 일대일로 대결하는 최후의 순간, 즉 실패가 허용되지 않는 매우 중요한 순간을 뜻한다.

05 진실의 순간[MOT (Moment of Truth)] 개념을 맨 처음 도입한 기업은?

① 노드스트롬 백화점

② 스칸디나비아 항공

③ 포드 자동차

④ 도요타 자동차

해설

얀 칼슨은 '고객을 순간에 만족시켜라 : 진실의 순간'이라는 자신의 저서에서 한해 일천만 명의 승객이 각각 5명의 스칸디나비아 항공의 종업원들과 접촉한다고 보고, 스칸디나비아 항공사의 진실의 순간은 '회의 고객응대시간을 평균 15초로 계산하면 1회 15초 동안 5천만 번 고객의 마음에 스칸디나비아 항공의 서비스 이미지를 새겨 넣은 것이다'라고 정의했다.

06 다음은 MOT의 중요성에 대한 설명이다. ( ) 안에 가장 적절한 것은?

> 진실의 순간은 서비스 전체에서 어느 딱 한 순간만은 아니며, 고객과 만나는 직간접의 순간순간들이
> 진실의 순간이 될 수 있으며, 어느 한 순간만 나빠도 고객을 잃게 되는 (   )이 적용된다.

① 덧셈의 법칙
② 뺄셈의 법칙
③ 곱셈의 법칙
④ 나눗셈의 법칙

해설
곱셈의 법칙(97×95×93×91×0=0)
각 서비스 항목에 있어서 처음부터 점수를 우수하게 받았어도, 마지막 단계의 마무리에서 0이면 결과는 0으로 형편없는 서비스가 된다. 처음부터 끝까지 각 단계마다 잘해야 한다는 뜻이다.

07 파레토(Pareto) 차트 분석에 대한 설명으로 옳지 못한 것은?

① 가장 빈도가 높은 원인을 좌측에 막대그래프로 나타내고, 그 다음 빈도가 높은 원인의 순으로 막대그래프를 배열한다.
② 누적분포를 동시에 나타낸다.
③ 원인들 간에 상대적 빈도를 시각적으로 관찰할 수 있다.
④ 나타난 원인 모두를 개선할 목표로 결정한다.

해설
나타난 원인 중 어떤 것을 개선의 목표로 선정할 것인지를 결정해야 한다.

08 고객중심전략의 한 방법으로 고객으로부터 피드백을 받는 기법은?

① CS 기법
② MOT 기법
③ VOC 기법
④ 파레토 기법

해설
VOC는 Voice of Customer의 약자로 고객중심 전략의 한 방법으로써 고객으로부터 피드백을 받는 기법이다.

09 VOC(고객의 소리) 중 광의의 VOC에 해당하는 것은?

① 고객의 문의사항　　　　　　② 기대사항
③ 불만사항　　　　　　　　　　④ 칭찬과 격려

해설

VOC(고객의 소리)

협의의 VOC	• 병원 내 · 외부의 다양한 채널을 통해 들려오는 고객의 요구사항을 효율적으로 처리하여 고객만족을 극대화하는 행위로써, 고객의 문의사항, 불만사항 그리고 칭찬과 격려에 이르기까지 고객이 전달하는 요구사항을 통틀어 말한다.
광의의 VOC	• 협의의 VOC를 포함하여 보다 적극적인 고객의 의견, 기대사항, 구매의 의도, 행동 양식까지도 포함한 정보를 말한다.

10 고객의 소리(VOC)를 경청해야 하는 이유에 해당하지 않는 것은?

① 신뢰할 수 있는 정확한 정보는 오직 고객만이 줄 수 있기 때문이다.
② 고객은 아이디어를 제공해 주는 원천이다.
③ 고객의 소리를 수용하여 경영활동을 함으로써 고객만족을 추구할 수 있다.
④ 사고발생 시 손쉽게 축소 · 은폐할 수 있다.

해설

사고발생 시 축소 · 은폐는 고객의 소리를 경청하는 이유가 될 수 없다.

11 고객의 요구사항과 시장의 변화 등을 지속적으로 추적하고 개선하는 시스템인 '고객의 소리 (VOC)'시스템을 효과적으로 만드는 핵심요소로 가장 적합 하지 않은 것은?

① VOC 시스템에 지속적인 우선순위와 관심이 집중되어야 한다.
② 고객을 명확히 정의하여야 한다.
③ 구체적인 데이터를 찾고, 경향을 포착한다.
④ 고객을 이해시키기 위해 노력한다.

해설

고객의 소리 시스템은 고객의 소리를 경청하여 경영활동에 반영하는 것을 목적으로 하는 것이며, 고객을 이해시키려는 시스템이 아니다.

12 칼 알브레히트가 설정한 고객가치는 기본가치, 기대가치, 희망가치, 미지가치 등 4단계로 나눈다. 이 중 환자가 전혀 예상치 못한 서비스를 받고 놀라는 고객감동의 단계는?

① 기본가치
② 기대가치
③ 희망가치
④ 미지가치

해설

칼 알브레히트(Karl Albrecht)의 고객가치 4단계

단 계	가 치	내 용
제1단계	기본가치	• 고객이 병원을 찾는 일차적인 가치이다. • 병원에서 고객들은 수술이나 치료결과가 좋고, 완쾌되기를 바라는 가치이다.
제2단계	기대가치	• 병원에 내원했을 때 의사와 간호사의 깔끔한 복장, 친절한 미소, 편리한 시설, 쾌적한 환경과 자신의 이야기를 잘 들어주고, 자세한 상담을 해주는 등 병원의 모든 절차와 시스템이 편리하기를 원하는 것이다.
제3단계	희망가치	• 적극적으로 희망하지는 않지만 마음속으로 원하고 있었던 가치를 말한다. • 기다리는 동안 따뜻한 차 한 잔을 제공하는 것 등이 그 예이다.
제4단계	미지가치	• 환자가 전혀 예상치 못한 서비스를 받고 놀라는 고객감동의 단계이다. • 퇴원하고 집에 도착한 날 오후에 담당의사가 불편한 점이 없는지 전화한다거나, 몸이 불편한 환자를 병원차를 이용하여 무료로 집으로 바래다주는 것 등이 그 예이다.

13 고객의 소리 유형 중 In-bound 유형에 해당하는 것은?

① 고객설문조사
② Push형
③ 외부요인에 의해 자료가 수집되는 형태
④ 전화를 통한 불만제기

해설

고객의 소리(VOC) 유형

Out-bound	• Push형으로 외부요인에 의해 자료가 수집되는 형태로 주로 고객이 전화, 엽서 및 인터넷을 통한 불만, 제안, 문의, 칭찬을 제기하는 유형
In-bound	• Pull형으로 내부조직에서 고객의 의견을 청취하고자 고객간담회 또는 공식적 고객설문조사를 실시하여 정보를 흡수하는 유형

14 고객의 소리(VOC)를 전략적으로 활용하는 가장 큰 이유는?

① 내부고객의 로열티 증가

② 신규고객의 유치

③ 기존고객의 유지

④ 병원수익의 사회환원

해설

고객의 소리(VOC)를 전략적으로 활용하는 것은 고객유지를 위한 생존전략이다.

15 현재고객을 대상으로 한 고객의 소리(VOC) 활용전략에 해당하지 않는 것은?

① 재활성화전략   ② 고객활성화전략

③ 고객애호도제고전략   ④ 교차판매전략

해설

고객의 소리(VOC) 전략적 활용

기존고객	현재고객	기존서비스	• 고객활성화전략
			• 고객애호도제고전략
		신서비스	• 교차판매전략
	과거고객		• 재활성화전략
잠재고객	신규고객		• 신규고객확보전략

16 조직의 비용·품질·서비스·업무속도 등을 향상시키기 위해 조직의 과정·체제 및 구조를 근본적으로 재설계하는 경영기법은?

① 리엔지니어링 기법   ② 리스트럭처링

③ VOC 기법   ④ 파레토 기법

해설

리엔지니어링(Re-engineering)이란 단어는 마이클 해머(Michael Hammer)가 1990년도에 '하버드 비즈니스 리뷰' 잡지에서 사용하였던 단어로 '정보처리기술을 이용한 경영혁신'이라고 정의할 수 있다. 조직의 비용·품질·서비스·업무속도 등을 향상시키기 위해 조직의 과정·체제 및 구조를 근본적으로 재설계하는 경영기법을 말한다.

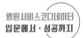

17 리엔지니어링에서 말하는 3C에 해당하지 않는 것은?

① 고객(Customer)

② 도전(Challenge)

③ 경쟁(Competition)

④ 변화(Change)

해 설

종전에는 기업이 능동적으로 기획하고, 생산하여 분배하며, 고객은 수동적으로 이용하는 체제였다면 1980년대 이후에는 경영환경 특히 3C라고 불리는 고객(Customer), 경쟁(Competition), 변화(Change)가 결합되어 새로운 기업환경을 요구하고 이 요구에 부응하지 못하는 기업들은 몰락하게 되었다.

18 리엔지니어링의 3C에 의한 경영환경의 변화에 대한 설명으로 옳지 않은 것은?

① 판매자에서 고객으로 주도권이 이동하였다.

② 경제의 세계화와 함께 외국병원의 국내진출 등으로 더 많은 경쟁자들과 마주치고 있다.

③ 팔릴만한 제품이나 서비스를 최저가격으로 시장에 제공할 수 있는 기업만이 살아남는다.

④ 변화는 광범위하면서도 영속적인 것이 되었다.

해 설

종전에는 경쟁이 단순하여 팔릴만한 제품이나 서비스를 최저가격으로 시장에 제공할 수 있는 기업은 살아남을 수 있었다. 그러나 지금은 더 많은 경쟁이 존재할 뿐 아니라, 경쟁의 형태도 다양해졌다.

19 하나 이상의 투입(Input)을 받아들여 고객에게 가치 있는 결과(Output)를 산출하는 행동들의 집합을 의미하는 용어는?

① 리엔지니어링

② 프로세스

③ 리스트럭처링

④ 서비스 플로우 차트

해 설

프로세스(Process)는 하나 이상의 투입(Input)을 받아들여 고객에게 가치 있는 결과(Output)를 산출하는 행동들의 집합을 의미한다.

20 병원프로세스의 특징으로 잘못 설명된 것은?

① 프로세스는 최종적인 산출물을 제공받는 고객이 항상 존재한다.

② 뚜렷한 목표가 있고, 측정가능한 산출물이 있다.

③ 시작과 끝이 있고 반복되지 않는다.

④ 인사, 원무, 총무, 재무 등 여러 기능에 걸쳐 있다.

해설

시작과 끝이 있고 반복적으로 일어난다. 예를 들면, 병원서비스는 환자의 예약이 시작이고, 치료를 종료하고 퇴원하는 것이 끝이다. 이러한 것들이 매일 지속적으로 반복된다. 일 년에 한두 번 일어나는 것은 프로세스라고 보기 어렵다.

21 프로세스 혁신의 기대효과로 보기 어려운 것은?

① 시간(Time)의 단축

② 의료분쟁에 대한 대비도구

③ 수익성(Revenue) 증대

④ 기계적인 업무수행 가능

해설

프로세스를 통한 업무가 표준화된다는 것이 기계적인 업무수행을 의미하지는 않는다.

22 병원프로세스 혁신절차 중 제1단계는?

① 핵심프로세스의 선정   ② 프로세스 운영실태의 점검

③ 문제점의 파악   ④ 프로세스의 비전 정의

해설

병원프로세스 혁신 절차와 방법

• 1단계 : 프로세스 운영실태 점검
• 2단계 : 핵심프로세스 선정
• 3단계 : 문제점의 파악
• 4단계 : 프로세스의 비전 정의
• 5단계 : 프로세스 재설계
• 6단계 : 타당성 분석
• 7단계 : 실행
• 8단계 : 평가와 지속적 개선

23 **병원프로세스 혁신절차 중 문제점을 파악하는 단계에서 가장 중요한 요소는?**

① 병원의 운영실태
② 적시성
③ 프로세스의 비전
④ 고객의 목소리(VOC)

해설

프로세스와 관련된 문제점을 파악하여야 하는데, 가장 중요한 요소는 고객의 목소리[VOC (Voice of Customer)]이다.

24 **병원프로세스 혁신방법으로 옳지 않은 것은?**

① 병원의 현행 운영실태와 주요환경에 대한 점검을 해야 한다.
② 모든 프로세스를 한꺼번에 혁신한다.
③ 프로세스의 현 성과를 파악한 후 프로세스의 비전을 설정하여야 한다.
④ 프로세스가 설계되었다면, 조직과 인력, 정보기술, 제도의 혁신이 실행가능한 것인지를 점검해야 한다.

해설

모든 프로세스를 한꺼번에 혁신할 수도 없고, 한다고 하더라도 효과적이지도 않다. 따라서 우선적으로 혁신하여야 할 프로세스를 선정해야 한다.

25 **병원 프로세스 리엔지니어링(Process Re-engineering)의 특징으로 잘못 설명된 것은?**

① 점진적인 변화를 추구한다.
② 근본적이다.
③ 완전히 새롭게 설계한다.
④ 프로세스의 성과를 극대화한다.

해설

점진적인 변화를 추구하는 것이 아니라, 업무성과의 극적인 향상을 추구한다.

안심Touch

26 병원 프로세스 리엔지니어링과 병원코디네이터의 역할에 해당하지 않는 것은?

① 의료계 뉴 패러다임에 맞추어 리엔지니어링을 진행한다.

② 직원들의 핵심역량의 파악과 채용, 평가 등을 제대로 평가할 수 있는 리엔지니어링을 통해 내부고객의 로열티를 창조한다.

③ 경영자의 입장에서 항상 병원서비스를 재평가하여 병원경쟁력 강화를 위한 아이디어뱅크로써의 역할을 한다.

④ 고객응대 부문별 프로토콜, 고객의 커뮤니케이션 Flow Chart, 전략적인 진료약속 관리 지침 등을 개선하여 병원만의 차별화된 고객관리를 통해 경쟁력을 강화한다.

해설
고객의 입장에서 항상 병원서비스를 재평가하여 병원경쟁력 강화를 위한 아이디어뱅크로써의 역할을 한다.

27 MOT 사이클 차트에 대한 설명으로 옳지 못한 것은?

① 서비스 프로세스 상에 나타나는 일련의 MOT들을 보여주는 시계 모양의 도표이다.

② 서비스 사이클 차트라고도 한다.

③ 서비스 전달시스템을 병원의 입장에서 이해하기 위한 방법이다.

④ 고객이 경험하는 MOT들을 원형차트의 한 시 방향에서 시작하여 순서대로 기입한다.

해설
MOT 사이클 차트는 서비스 전달시스템을 고객의 입장에서 이해하기 위한 방법이다.

28 MOT 차트에서 왼쪽 란(플러스 요인)에 기재해야 하는 내용은?

① 기계음 또는 여러 번의 교환을 거쳐야 예약을 할 수 있다.

② 프론트 담당자가 사무적인 표정으로 묻는 말에만 대답한다.

③ 원하는 장소를 찾아가는 데 복잡하고 이해하기 어렵다.

④ 담당자가 벨이 3회 이상 울리기 전에 받고 즉석에서 모든 문제를 교환 없이 바로 안내해 준다.

해설
MOT 차트는 세 개의 세로란으로 이루어진 간단한 차트이다. 중앙에 MOT에 대한 고객의 표준적인 기대를 기록한다. 또한 오른쪽 란에는 MOT를 불만족스럽게 만드는 마이너스 요인을, 왼쪽 란에는 고객의 마음에 가치를 부가할 수 있는 플러스 요인을 적는다. ①, ②, ③은 오른쪽 란(마이너스 요인)에 적는 요인이다.

29 병원접점 개선 프로세스를 정리하는 방법 중 첫 번째 단계는?

① 고객입장에서 걸어보라.

② 우리 팀의 고객접점 사이클을 찾아라.

③ 고객접점 유니트를 설계하라.

④ 새로운 표준안대로 행동하라.

해설

병원서비스 개선 프로세스
- 1단계 : 고객입장에서 걸어 보라.
- 2단계 : 고객접점 유니트를 설계하라.
- 3단계 : 우리 팀의 고객접점 사이클을 찾아라.
- 4단계 : 나의 고객접점 시나리오를 찾아라.
- 5단계 : 새로운 표준안대로 행동하라.

30 병원에서 MOT를 설계할 때 반드시 들어가야 할 항목으로 적절하지 않은 것은?

① 직원들끼리 지켜야 할 예의범절 수칙

② 행동, 언어, 표정 등 고객접점 시 태도

③ 시설설비 개선

④ 금기사항 등 불만고객에 대한 응대법

해설

MOT 설계는 병원을 찾는 고객과의 접점관리 방법이므로 직원들끼리 지켜야 할 예의범절 수칙은 포함되지 않는다.

안심Touch

31 **전화접점의 개선안을 설명한 것 중 적절하지 않은 것은?**

① 언제나 담당자와 쉽게 연결되도록 한다.
② 인사와 함께 자신의 소속과 이름을 밝힌다.
③ 용건을 한 번만 말하고 담당자와 연결한다.
④ 담당이 아닌 경우 바로 담당자에게 돌려주도록 한다.

해설

전화를 연결시켜 줄 때

• 전화 받을 사람을 확인한다.
  - ○○○씨 말씀이십니까? 잠시만 기다려 주십시오. 곧 연결시켜 드리도록 하겠습니다.
• 타 팀의 경우에는 전화번호 안내와 함께 연결해 준다.
  - 담당부서인 경영기획팀으로 연결시켜 드리겠습니다. 혹시 전화가 끊어지게 되면 000-0000으로 다시 한 번 전화해주시기 바랍니다. 감사합니다.
• 전화를 받을 사람이 즉시 받을 수 없는 경우에는 수시로 중간상황을 알려준다(즉시 받을 수 없는 경우 예 통화 중, 결재 중, 타 직원과 이야기 중 등).
  - 지금 다른 분과 전화통화 중이십니다만, 잠시 기다려 주시겠습니까?
  - 지금 통화가 길어지십니다만, 전화메모 남겨드릴까요?

32 **전화응대요령으로 옳지 못한 것은?**

① 병원이름 정확하게, 말을 천천히 또박또박하게 한다.
② 위치 등 문의에 매뉴얼을 활용하여 솔톤으로 답변한다.
③ 메모하면서 전화를 받는다.
④ 잘못 걸린 전화는 바로 끊는다.

해설

잘못 걸린 전화라도 병원의 좋은 이미지를 남기도록 한다.

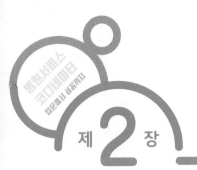

제 2 장 | 환자상담

---

01 / 고객접점별 환자의 욕구파악

1. 개 요

(1) 의 의

① 고객지향성

고객지향성이란 고객이 가지는 욕구를 고객의 입장에서 이해하고 그들에게 가장 잘 부합되는 방향으로 욕구를 충족시키려는 고객에 대한 종사자의 접근자세와 경향을 말한다.

② 고객접점과 고객욕구

고객의 욕구는 고객접점의 단계마다 다르게 나타나므로 각 접점별로 고객의 욕구를 충족시킬 수 있도록 대비하여야 한다.

(2) 고객의 욕구와 중요성

① 고객의 욕구

고객의 욕구라는 것은 고객이 주관적인 관점에서 병원에 바라는 것이다. 주관적인 관점이므로 고객마다 욕구사항이 다양하고, 병원이 각 고객의 욕구를 일일이 파악하는 것은 매우 힘든 일이다.

② 고객의 욕구파악

고객지향성이 있는 서비스를 제공하기 위해서는 무엇보다도 고객의 욕구를 파악하는 것이 중요하다. 병원은 고객이 요청하는 상황에 따라 고객대응이나 처신방법이 크게 달라진다는 것을 알아 둘 필요가 있으며, 고객의 욕구를 잘 파악하여 합리적으로 이해시키고 고객의 충성도를 높일 수 있도록 하여야 한다.

2. 각 접점별 욕구파악

(1) 접수 시

① 입구에 들어서자마자 접수창구를 바로 찾을 수 있기를 원한다.

② 접수절차가 복잡하지 않고 부득이하게 직원들이 알기 쉽게 설명해 주기를 원한다.

(2) 대기 시

① 대기기간이 길지 않기를 바란다. 대기시간이 길더라도 대략적인 대기시간을 알려주길 원한다.

② 부득이하게 대기시간이 길더라도 TV, 잡지 등을 비치하여 지루하지 않기를 원한다.

③ 혈압측정기, 휴대폰 충전기, 다양한 차(茶) 등이 구비되어 있기를 원한다.

(3) 안내 시

① 상냥하고 친절한 안내를 받기 원한다.

② 알기 쉬운 안내를 원한다.

③ 대기실과 진료실, 검사실의 동선배치가 환자에게 편리하기를 원한다.

(4) 진료 시

① 의료도구가 깨끗하고 잘 정돈되어 있기를 원한다.

② 조광 · 조명이 적정하게 설치되어 있기를 원한다.

③ 환자의 수치심과 두려움에 대한 배려가 있기를 원한다.

④ 의사 및 보조직원의 의복이나 용모 등이 단정하기를 원한다.

(5) 수납 시

① 비용이 합리적이길 원한다.

② 수납이 안전하고 정확하게 이루어지길 원한다.

③ 현금영수증, 카드영수증 등을 말하기 전에 미리 잘 챙겨주길 원한다.

(6) 배웅 시

① 원하는 서비스를 제대로 받고 만족해서 나오기를 원한다.

② 상냥하고 공손한 배웅을 원한다.

더 알아보기

가치흐름에 따른 고객의 분류
- 가치생산고객 : 내부고객(의사, 간호사, 코디네이터, 기타 직원)
- 가치전달고객 : 가치를 생산하는 기업의 소속은 아니면서 최종고객과 접점에 있는 고객, 입점업체(식당, 매점), 의료기기 공급업체, 건물청소원, 병원경영소프트웨어 제공업체
- 가치소비고객 : 환자, 환자가족 등

---

02 / 환자상담자로서의 이미지 메이킹

1. 환자상담의 개요

(1) 신뢰감을 주는 이미지 메이킹하기

① 자기내면과 대화의 중요성

나 스스로 모티베이션을 통한 긍정적인 이야기를 자주 하도록 한다.

② 원활한 3각관계 유지

병원 내 원장, 스텝, 환자 간의 3각관계가 원활하여야만 치료동의율도 높아지고 진료의 효과도 높아진다.

③ 행동을 결정하는 것은 느낌(소리 없는 커뮤니케이션)

진료를 받기 전 대기실의 분위기에서 먼저 의사결정이 이루어질 수도 있다. 환자를 설득할 수 있는 소리 없는 커뮤니케이션이 중요하다. 홈페이지, 지식검색, 카페활동, 진료후기, 게시판, 질문답변란 등에서 병원에 대한 이미지가 만들어지며, 내원 시에는 간판, 병원이름, 현관문, 전문코디네이터, 봉사활동 사진에 의한 어필 등으로부터 병원에 대한 이미지가 좌우되며 의사결정에 영향을 준다.

④ 고객과의 가벼운 대화(Small Talk)

고객과 만났을 때 이야깃거리가 쉽게 떠오르지 않을 때는 '주여 신식의사가 천생연분이오'를 생각하고 그에 알맞은 내용을 골라 대화를 이끌어 가는 것도 한 가지 요령이다.

㉠ 주 : 주택, 부동산

㉡ 여 : 여행

㉢ 신 : 신문, 뉴스, 소문

ⓔ 식 : 식생활, 음식, 맛있는 음식

ⓜ 의 : 의복, 옷차림, 액세서리

ⓗ 사 : 사업, 업무, 일

ⓢ 가 : 가족관계, 집안의 애경사

ⓞ 천 : 천재지변, 기후, 일기

ⓩ 생 : 생명, 건강

ⓒ 연 : 연애, 결혼, 가벼운 농담

ⓚ 분 : 분위기, 환경

ⓣ 이 : 이웃, 친지

ⓟ 오 : 오락, 취미, 운동

2. 환자와의 상담

(1) 진료상담

① 의 의

일반적으로 병원에서 고객인 환자와 그의 상태 및 진료계획을 가지고 대화하는 모든 과정을 말한다.

② 바람직한 진료상담

고객과 쌍방이 고객의 상태 및 조건을 충분히 이해하여 그에 알맞은 단기적 진료계획 및 계속적인 관리계획을 수립하는 것이다.

③ 코디네이터의 진료상담

의사를 도와 고객이 편안하게 진료를 받을 수 있게 도와주는 일련의 전문적 서비스이다.

(2) 진료 전 상담을 위한 코디네이터의 역할

① 신규환자 · 기존환자 내원 시 상담을 한다.

② 환자와의 친밀감을 형성하는 Small Talk를 한다.

③ 담당의사에게 환자의 진료에 필요한 정보를 전달한다.

더 알아보기

진료 전 전화상담

코디네이터는 전화 한통을 받을 때도 전문가와 상담했다는 느낌을 줄 수 있어야 한다.

1단계	• 고객이 궁금해 하거나 의심스러워하는 것을 구체적으로 알아낸다. 예 그 점에 대해서는 좀 더 자세히 말씀해 주시겠어요? 예 그렇게 말씀하시는 이유를 물어봐도 괜찮을까요?
2단계	• 고객이 걱정을 중요한 문제로 받아들여서 공감하고 안심시킨다. 예 같은 질문을 하시는 분들이 많이 계십니다. 예 그 점을 걱정하시는 게 이해가 됩니다.
3단계	• 고객의 걱정에 대하여 대답한다. 예 많이 궁금하실 겁니다. 제가 도움을 드리고 싶은데, 상담을 한번 받아보고 결정하시면 어떨까요?
4단계	• 걱정하는 것에 대한 대답이 되었는지 확인한다. 예 혹시 더 궁금한 것이 있으신가요?
5단계	• 고객에게 행동을 요청한다. 예 그럼 내일 오전에 약속을 정해 드릴까요? 10시와 11시 중에 언제가 좋으십니까? → 두 가지 중에 선택하도록 유도한다.

(3) 진료 중의 상담을 위한 코디네이터의 역할

① 'Tell before Perform'의 원칙에 충실하여야 한다.

② 진료에 방해되지 않도록 유의하여야 한다.

③ 진료실의 환경관리

  ㉠ 진료실에서는 외부의 소리가 들리지 않게 한다.

  ㉡ 진료실의 조명은 너무 밝거나 어둡지 않은 형광등을 사용한다.

  ㉢ 고객과 보호자가 모두 앉을 수 있는 의자를 여유 있게 준비한다.

  ㉣ 진료기구, 드레싱 카를 청결히 관리한다.

  ㉤ 진료실 내 거울과 세면대, 세면대 수건 등을 청결하게 유지한다.

  ㉥ 병원 특유의 약품냄새가 나지 않도록 환기와 방향처리를 한다.

안심Touch

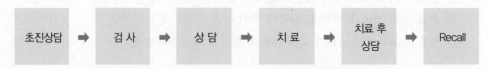

(4) 진료 후의 상담을 위한 코디네이터의 역할

① 진료 후 상담을 하는 목적

ㄱ 고객 스스로 느끼지 못하는 좋아진 점들을 알려준다.

ㄴ 고객에게 감사받는 즐거움을 만끽한다.

ㄷ 다른 고객을 소개해 달라고 자연스럽게 요청할 수 있다.

ㄹ 고객의 불만을 내부에서 흡수한다.

ㅁ 다음 내원일자, 집에서의 주의사항 등을 다시 한 번 상담한다.

② 불평에 대한 상담

ㄱ 100을 완벽한 것이라고 할 때 '95'의 만족한 결과가 나왔어도 나머지 '5' 때문에 불평하는 고객을 까다로운 사람으로 몰아붙일 것이 아니라 전반적인 진료서비스에 우리가 모르는 허점이 있을 수도 있다는 겸손한 생각이 필요하다.

ㄴ 접수할 때, 전화 통화할 때, 그밖에 진료 외적인 서비스에서 무엇인가 불만이 있기 때문에 사소한 '5'의 문제지만 강하게 이의를 제기하고 심한 경우 다음 진료를 거부하는 것이다. 즉 고객의 입장에서 생각하고 공감하는 것이 중요하다.

(5) 환자상담 시 주의사항

① 환자와 눈높이를 같이 하며 전문용어를 피한다.

② 환자가 이야기할 때는 앞으로 몸을 약간 기울여 듣는다.

③ 환자 자신이 하고 싶은 말을 충분히 할 수 있도록 이야기를 들어준다.

④ 환자를 무시하거나 자존심을 건드리지 않는다.

⑤ 지키기 어려운 무리한 약속을 하지 않는다.

⑥ 환자와 적당한 거리를 유지해 대화 시 불쾌감이 없도록 한다.

⑦ 환자와 상담할 때는 산만한 행동을 삼가하고 집중하는 태도를 보인다.

⑧ 환자의 프라이버시를 침해하거나 정치, 종교에 관한 대화는 하지 않는다.

⑨ 경쟁병원을 비난하지 않고 우리 병원의 장점을 잘 부각시킨다.

⑩ 병원 내의 일관성 있는 상담을 위해 Flow Chart를 활용하면 병원의 이미지를 높일 수 있다.

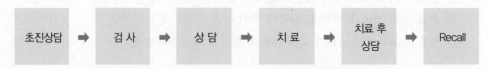

초진상담 ➡ 검 사 ➡ 상 담 ➡ 치 료 ➡ 치료 후 상담 ➡ Recall

03 / 치료동의율 향상을 위한 상담

1. 4단계 상담법

단 계	상담법
1단계	• 환자의 증상에 공감해 주며 현재의 상태를 설명한다. • 이 때 환자의 잘못된 상태를 지적하지 않도록 하며 긍정적인 분위기를 형성한다.
2단계	• 현재의 좋지 않은 상태를 방치할 경우 예후에 대해 설명한다. • 이 때 치료의 중요성뿐만 아니라 환자의 건강을 위한 예방지식 등 적극적인 환자교육의 역할이 중요하다.
3단계	• 효과적인 치료방법을 선택할 수 있도록 치료계획을 도와주는 역할을 한다.
4단계	• 적정한 치료비를 설정한다. • 진료내역별로 치료비에 대한 상세한 설명과 지불방법을 설명하도록 한다.

2. 치료동의율 향상을 위한 4단계 키포인트

구 분		내 용
1단계	경 청	• 적극적으로 경청하라. • 환자의 이야기를 잘 들어주고 주파수를 맞추었을 때 결국 병원치료에 필요한 환자의 정보나 생각 등을 잘 파악할 수 있다.
2단계	맞춤 (Pacing)	• 다양한 환자의 유형에 Pacing하라. • 자신과는 다른 생각과 행동 특성을 가진 환자를 이해하려면 자신의 필터를 통해 환자를 인식하고 응대할 것이 아니라, 환자는 모두 다르다는 전제를 두고 환자의 채널에 맞추어 커뮤니케이션을 해야 한다. 이처럼 '카운셀링적 접근 커뮤니케이션'의 가장 기본이 되는 것은 '환자의 입장과 시선에서 문제를 찾는 것'이다.
3단계	공 감	• 환자의 욕구(Wants)에 공감하라.
4단계	대안제시	• 고객의 무리한 요구에는 고객이 무안하지 않도록 정중하게 거절하고 적절한 대안을 제시하여야 한다.

04 / 환자상담 역할의 가치와 비전

1. 개 요

(1) 환자상담 역할의 의의

① 환자상담이란 고객인 환자 및 그 보호자와 환자의 상태 및 진료계획을 가지고 대화하는 모든 과정을 말한다.

② 환자상담을 할 때에는 편안한 공간에서 환자의 심리와 상태를 배려하면서 행해져야 한다.

(2) 환자상담 시 갖추어야 할 자세

① 의료인이 갖추어야 할 환자지향적 마인드를 소유하여야 한다.

② 직업의식, 프로의식, 책임의식을 가지고 임하여야 한다.

③ 상담에 따른 전문적인 지적 수준을 갖추어야 한다.

④ 긍정적이고 적극적인 사고를 할 줄 알아야 한다.

⑤ 원활한 대인관계능력을 보유하여야 한다.

⑥ 환자심리를 안정시키는 상담능력 및 커뮤니케이션기술이 필요하다.

⑦ 자기관리 마인드를 갖추고 있어야 한다.

(3) 환자상담 시 금기사항

① 환자를 무시하는 듯한 일방적인 대화와 자세

② 지나치게 전문적인 용어의 사용

③ 상담 도중에 환자의 이야기에 집중하지 않는 듯한 행동

2. 환자상담 역할의 가치와 비전

(1) 환자상담 역할의 가치

① 의사와 환자 간의 조정자 역할

환자상담은 진료실에서 환자들의 세밀한 정보나 자료를 토대로 세심하게 환자가 치료를 잘 받을 수 있도록 의사와 환자 간의 조정자 역할을 하는 것이다.

② 의료계의 신지식인으로서 환자교육의 첨병

역할진료와 업무에 대한 전체적인 흐름을 충분히 파악하고 이를 바탕으로 고객들에게 병원이용 및 진료, 사후관리 등에 대한 필요한 교육을 서비스하는데 있어서 첨병역할을 하는 21세기의 신지식인이다.

(2) 환자상담 역할의 비전

① 날로 경쟁이 치열해져 가는 현실에서 의사가 단순히 진료만 잘해서는 살아남을 수 없다. 병원방문부터 진료 후 퇴원까지 고객이 부딪치는 여러 접점에서 한 군데라도 기분이 상한 경우에는 발달된 정보통신망을 이용하여 순식간에 퍼져나가고, 그 병원은 결국 존립할 수 없게 되는 것이다. 이에 따라 미처 의료인이 일일이 상담할 수 없는 부분은 전문상담사가 고객에게 상담해주는 역할은 더욱더 커져갈 것이다.

② 병원을 방문하는 고객은 매우 다양하여 형식적인 상담은 오히려 고객에게 불쾌한 감정을 줄 수 있다. 따라서 각 고객에게 철저하게 무장된 전문지식을 바탕으로 프로의식을 가진 전문가로서의 역할이 더욱 강조될 것이다.

3. 주요 환자유형별 상담요령

(1) 불만고객에 대한 응대

① 불만환자의 특성

㉠ 불만족한 소비자의 96%는 절대 불만을 말하지 않는다.

㉡ 불만을 경험한 소비자의 90%는 거래를 중단한다.

㉢ 불만을 경험한 소비자는 적어도 9명에게 불만을 말한다.

㉣ 불만이 신속하게 해결되면 소비자의 90%는 다시 그 곳을 찾는다.

> **더 알아보기**
>
> 빙산의 일각현상(고객불만의 잠재원인)
> • 불만을 제거하는 것이 번잡할 뿐만 아니라 말다툼하기가 싫다.
> • 불만을 제기해봐야 아무런 소용이 없다.
> • 불만을 전달할 수 있는 마땅한 방법이 없다.

② 원 인

㉠ 진료에 대한 설명이 충분치 않을 때

㉡ 다른 고객과 차별대우를 받는다고 느낄 때

㉢ 진료예약시간보다 진료가 늦어질 때

㉣ 비싼 검사만을 권유한다고 느낄 때

㉤ 안내와 응대가 느리다고 느낄 때

㉥ 병원 내부가 지저분하여 청결하지 못할 때

㉦ 원장과 직원의 태도가 불친절하다고 느낄 때

③ 불평하는 고객이 얻고자 하는 심리적인 것

    ㉠ 자신이 정당한 불만을 갖고 있다는 것에 대한 인정을 받고 싶어 한다.

    ㉡ 잘못된 부분에 대한 정확한 설명을 듣고 싶어 한다.

    ㉢ 정중한 사과와 정당한 보상을 받고 싶어 한다.

    ㉣ 앞으로 잘 할 것이라는 다짐을 받고 싶어 한다.

④ 불만고객의 긍정적 효과

    ㉠ 불만환자를 통하여 병원체크의 기회를 얻는다.

    ㉡ 문제점 인식을 기반으로 서비스 창조의 기회를 얻는다.

    ㉢ 단골고객으로의 전환을 통해 병원수익성을 향상시킬 수 있다.

⑤ 불만환자와의 커뮤니케이션

    ㉠ 당황하지 말고 겸손하게 끝까지 환자의 말을 경청하며 필요한 내용은 메모한다.

    ㉡ 차트정리, 전화통화와 같은 산만한 행동을 자제한다.

    ㉢ 환자가 매우 화가 나 있다는 것을 응대자가 잘 알고 있음을 감정이입을 통해 보여준다.

    ㉣ 문제 발생원인을 동료나 조직에 전가하지 않는다.

    ㉤ 자신 있게 환자와 눈을 마주친다.

    ㉥ 설명은 사실대로 하며, 성의 있게 사과한다.

    ㉦ 문제점을 해명하거나 변명하지 않는다.

    ㉧ 환자의 불만을 잘 처리하여 병원 이미지를 향상시킨다.

    ㉨ 환자로 하여금 내가 기꺼이 도울 것이라는 느낌을 주며, 신속하게 문제를 해결한다.

⑥ 불만처리기법(MTP 기법)

M (MAN)	• 응대자 바꾸기 – 담당직원에서 책임자, 코디네이터에서 실장 또는 원장으로, 되도록 상급자로 응대자를 바꿔 응대하게 한다.
T (TIME)	• 시간 바꾸기 – 환자가 진정할 때까지 기다린다. – 처음에는 대꾸를 하지 않고 경청만 한다. – 환자에게 중간 중간 보고를 한다.
P (PLACE)	• 장소 바꾸기 – 조용한 장소로 안내하여 따뜻한 음료를 대접함으로써 생각할 수 있는 시간을 갖게 한다. – 서 있을 때는 편안한 의자로 안내하여 앉도록 한다.

(2) 어린이환자에 대한 상담

① 외모나 의복 등에 대한 칭찬 등으로 가볍게 대화를 시작한다.

② 쉬운 말로 상담을 하되 너무 어린이라고 무시하는 어투는 삼가야 한다.

③ 상대에 따라서는 어른들 사이에서 통하는 이야기를 알기 쉽게 설명해 줌으로써 어른들과 동등한 입장에서 이야기를 해준다는 생각을 심어주는 것도 좋다.

④ 가급적 이야기는 단문형식으로 하며 한 단락을 10~15초 정도로 나누어 짧게 이해도를 확인해 가면서 하는 것이 적당하다.

(3) 청소년환자에 대한 상담

① 질풍노도의 시기이며, 심리적 이유기로 자아의식이 높아지는 단계이므로, 또래의 관심 문화에 대한 이야기로 대화를 시작한다.

② 흡연이나 음주 등이 몸에 해로운지를 이야기하되 훈계하는 형식의 상담은 금물이다.

③ 명령어는 피하고 반드시 쿠션어를 사용한 공손한 응대가 되도록 한다.

(4) 20~30대 환자에 대한 상담

① 직장의 초기 또는 말단직종에 근무하면서 외모와 패션에 관심을 갖는 반면, 건강에는 자신이 있어 크게 걱정하지 않는 부류의 환자들이 많으므로, 직장갈등문제나 경제문제 등에 대한 대화가 유용할 수 있다.

② 건강에 크게 신경 쓰지 않다가 예기치 못한 병 때문에 오는 경우가 많으므로, 좀 더 직접적으로 흡연과 음주의 자제 등과 건강은 건강할 때 지켜야 함을 설명한다.

(5) 40~50대 환자에 대한 상담

① 사회적으로 안정된 반면, 몸이 예전 같지 않음을 스스로 느끼며 건강에 신경을 쓰는 세대이다.

② 건강 관련 정보 등으로 대화를 시작하는 것이 좋으며, 정기적으로 병원을 방문하여 건강검진을 받도록 설득하여야 한다.

③ 그들의 경험담이나 특이한 기술, 능력 등을 존중하는 스타일의 이야기 법을 기초로 하며, 매너에 특히 신경을 쓰도록 한다.

(6) 노인(일반적으로 65세 이상의 사람들)환자에 대한 상담

① 이들은 노인취급을 당하거나 노인이라 불리는 것을 싫어하므로 가급적 그런류의 말은 피하도록 한다.

② 이들을 대할 때는 마음속에 노인을 위로한다는 자세를 갖고 천천히 조용하게 이야기하는 것이 좋다.

③ 말만 할 것이 아니라 동작이 큰 보디액션을 사용하도록 하며, 음료수나 차 등의 마실 것이 나온 후에 이야기 하는 것이 좋다.

④ 화제로는 가까운 가족이나 마을에서 일어난 일을 주제로 삼는 것이 좋으며 건강상태에 대한 칭찬의 말도 잊어서는 안 된다.

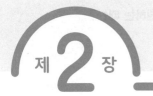

실전문제

제**2**장

01 고객의 욕구에 대한 다음 설명 중 옳지 않은 것은?

① 고객의 욕구에 가장 잘 부합하는 방향으로 욕구를 충족시켜주어야 한다.
② 고객접점의 단계마다 다르게 나타난다.
③ 고객이 객관적인 관점에서 병원에 바라는 것이다.
④ 병원은 각 고객의 욕구를 파악하는 것이 중요하다.

해설

고객의 욕구라는 것은 고객이 주관적인 관점에서 병원에 바라는 것이다. 주관적인 관점이므로 고객마다 욕구사항이 다양하고, 병원은 각 고객의 욕구를 일일이 파악하는 것은 매우 힘든 일이다.

02 다음 중 가치생산고객에 해당하는 자를 바르게 나열한 것은?

㉠ 의 사	㉡ 건물의 청소원
㉢ 입점업체	㉣ 코디네이터
㉤ 환 자	㉥ 환자가족

① ㉠, ㉣
② ㉠, ㉡, ㉢, ㉣
③ ㉤, ㉥
④ ㉠, ㉡, ㉢, ㉣, ㉤, ㉥

해설

가치흐름에 따른 고객의 분류
• 가치생산고객 : 내부고객(의사, 간호사, 코디네이터, 기타 직원)
• 가치전달고객 : 가치를 생산하는 기업의 소속은 아니면서 최종고객과 접점에 있는 고객, 입점업체(식당, 매점), 의료기기 공급업체, 건물청소원, 병원경영소프트웨어 제공업체
• 가치소비고객 : 환자, 환자가족 등

03 혈압측정기, 휴대폰충전기, 다양한 차(茶) 등이 구비되어 있기를 원하는 때는?

① 접수 시
② 대기 시
③ 안내 시
④ 배웅 시

해설

대기 시 고객의 욕구
- 대기시간이 길지 않기를 바란다. 대기시간이 길더라도 대략적인 대기시간을 알려주길 원한다.
- 부득이 대기시간이 길더라도 TV, 잡지 등을 비치하여 지루하지 않기를 원한다.
- 혈압측정기, 휴대폰 충전기, 다양한 차(茶) 등이 구비되어 있기를 원한다.

04 고객과 처음 상담을 하게 되어 이야깃거리가 쉽게 떠오르지 않을 때, 적당하지 않은 대화주 제는?

① 정 치
② 주 택
③ 천재지변
④ 음 식

해설

고객과 만났을 때 이야깃거리가 쉽게 떠오르지 않을 때는 '주여 신식의사가 천생연분이오'를 생각하고 그에 알맞은 내용을 골라 대화를 이끌어 가는 것도 한 가지 요령이다. 정치이야기는 다툼이 있을 수 있으므로 피해야 할 주제이다.

05 환자와의 상담으로 옳지 못한 자세는?

① 환자와의 친밀감을 형성하는 Small Talk를 한다.
② 환자를 무시하지 않는다.
③ 진료가 끝난 후에는 다음 내원일자, 집에서의 주의사항 등을 상담한다.
④ 환자와 눈높이를 다르게 하며 전문용어를 사용한다.

해설

환자와 눈높이를 같이 하며 전문용어를 피한다.

06 다음 중 가장 먼저 이루어지는 단계는?

① 환자의 증상에 공감해 주며 현재의 상태를 설명한다.

② 현재의 좋지 않은 상태를 방치할 경우 예후에 대해 설명한다.

③ 효과적인 치료방법을 선택할 수 있도록 치료계획을 도와주는 역할을 한다.

④ 적정한 치료비를 설정한다.

해설

4단계 상담법

단 계	상담법
1단계	• 환자의 증상에 공감해 주며 현재의 상태를 설명한다. • 이 때 환자의 잘못된 상태를 지적하지 않도록 하며 긍정적인 분위기를 형성한다.
2단계	• 현재의 좋지 않은 상태를 방치할 경우 예후에 대해 설명한다. • 이 때 치료의 중요성뿐만 아니라 환자의 건강을 위한 예방지식 등 적극적인 환자교육의 역할이 중요하다.
3단계	• 효과적인 치료방법을 선택할 수 있도록 치료계획을 도와주는 역할을 한다.
4단계	• 적정한 치료비를 설정한다. • 진료내역별로 치료비에 대한 상세한 설명과 지불방법을 설명하도록 한다.

07 치료동의율 향상을 위한 4단계가 바르게 나열된 것은?

① 맞춤-경청-공감-대안제시

② 경청-맞춤-공감-대안제시

③ 공감-경청-대안제시-맞춤

④ 대안제시-경청-공감-맞춤

해설

치료동의율 향상을 위한 4단계

경청 → 맞춤 → 공감 → 대안제시

안심Touch

08 환자상담 시 갖추어야 할 자세에 해당하지 않는 것은?

① 환자지향적 마인드
② 순수한 아마의식
③ 전문적인 지적 수준
④ 긍정적이고 적극적인 사고

해설

환자상담 시 직업의식, 프로의식, 책임의식을 가지고 임하여야 한다.

09 환자상담 시 금기사항으로 옳지 않은 것은?

① 환자를 무시하는 듯한 일방적인 대화와 자세
② 지나치게 전문적인 용어의 사용
③ 상담 도중에 환자의 이야기에 집중하지 않는 듯한 행동
④ 대화 도중에 맞장구를 치는 행위

해설

대화 도중에 맞장구를 치는 행위는 환자와의 공감대를 형성하기 위해 필요하다.

10 불만환자의 특성으로 옳지 않은 것은?

① 불만족한 소비자의 96%는 불만을 토로한다.
② 불만을 경험한 소비자의 90%는 거래를 중단한다.
③ 불만을 경험한 소비자는 적어도 9명에게 불만을 말한다.
④ 불만이 신속하게 해결되면 소비자의 90%는 다시 그곳을 찾는다.

해설

불만족한 소비자의 96%는 절대 불만을 말하지 않는다.

11 고객이 불만을 표시하지 않는 이유에 해당하지 않는 것은?

① 불만을 제거하는 것이 번잡할 뿐만 아니라 말다툼하기가 싫다.

② 불만을 제기해봐야 아무런 소용이 없다

③ 고객 잘못도 있기 때문이다.

④ 불만을 전달할 수 있는 마땅한 방법이 없다.

해설

고객이 불만을 표시하지 않는 현상을 빙산의 일각현상이라고 하고 그 원인은 ①, ②, ④이다. 고객 잘못이 있다고 고객이 불만을 표시하지 않는 것은 아니다.

12 불평하는 고객이 얻고자 하는 심리적인 것이 아닌 것은?

① 자신이 정당한 불만을 갖고 있다는 것에 대한 인정을 받고 싶어 한다.

② 잘못된 부분에 대한 정확한 설명을 듣고 싶어 한다.

③ 병원에서 확실한 보상에 대한 답을 얻을 때까지 큰 소리로 행동을 하고 싶다.

④ 정중한 사과와 정당한 보상을 받고 싶어 한다.

해설

불평하는 고객이 얻고자 하는 심리적인 것

• 자신이 정당한 불만을 갖고 있다는 것에 대한 인정을 받고 싶어 한다.

• 잘못된 부분에 대한 정확한 설명을 듣고 싶어 한다.

• 정중한 사과와 정당한 보상을 받고 싶어 한다.

• 앞으로 잘 할 것이라는 다짐을 받고 싶어 한다.

13 불만환자와의 커뮤니케이션 방법으로 옳지 않은 것은?

① 당황하지 말고 겸손하게 끝까지 환자의 말을 경청하며 필요한 내용은 메모한다.

② 차트 정리, 전화통화와 같은 산만한 행동을 자제한다.

③ 환자가 매우 화가 나 있다는 것을 응대자가 잘 알고 있음을 감정이입을 통해 보여준다.

④ 문제발생 원인을 동료나 조직에 전가한다.

해설

문제발생 원인을 동료나 조직에 전가하지 않는다.

안심Touch

14 불만환자와의 커뮤니케이션 방법으로 옳지 않은 것은?

① 설명은 사실대로 하며, 성의 있게 사과한다.

② 문제점을 해명하고 변명한다.

③ 환자의 불만을 잘 처리하여 병원 이미지를 향상시킨다.

④ 환자로 하여금 내가 기꺼이 도울 것이라는 느낌을 주며, 신속하게 문제를 해결한다.

해설

문제점을 해명하거나 변명하지 않는다.

15 불만처리기법(MTP 기법)으로 옳지 않은 것은?

① 책임자에서 실무자로 바꾸어 응대하기

② 시간 바꾸기

③ 환자가 진정할 때까지 기다리기

④ 장소를 바꾸기

해설

실무자에서 책임자로 바꿈으로써, 불만환자가 자신의 불만이 어느 정도 받아들여졌는지 느끼게 되므로 불만환자를 처리하는데 도움이 된다.

16 다음 중 세대별 상담을 시작할 때의 Small Talk의 내용으로 옳지 않은 것은?

① 어린이 : 외모나 의복에 대한 칭찬

② 청소년 : 흡연이나 음주에 대한 훈계

③ 20~30대 : 외모나 패션

④ 40~50대 : 건강문제

해설

청소년환자는 질풍노도의 시기이며, 흡연이나 음주의 해로움 등이 몸에 해로운지를 이야기 하되 훈계하는 형식의 상담은 금물이다.

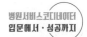

17 진료 첫 상담 시 고객이 특별한 대우를 받고 있다는 느낌이 들도록 하는 진료상담 자세로 바르지 못한 것은?

① 고객에 대한 관심을 표시한다.

② 질문에 즉시 대답해 준다.

③ 고객명단이나 자료를 작성해 놓고 활용한다.

④ 고객이 진료에 대해 생각하지 못하도록 끊임없이 설득시킨다.

해설

코디네이터는 고객이 언제든지 진료실에 들어올 수 있게 준비하고 고객이 특별한 대우를 받고 있다는 느낌이 들도록 배려해야 하며 그 방법은 다음과 같다.

- 질문에 즉시 대답해 준다.
- 고객에 대한 관심표시를 한다.
- 고객의 생각을 알아낸다.
- 고객에게 말할 수 있는 기회를 준다.
- 고객으로 하여금 문제점을 스스로 알 수 있도록 한다.
- 고객명단이나 자료를 작성해 놓고 활용한다.
- 고객의 이름을 기억한다.
- 고객을 편하게 해준다.

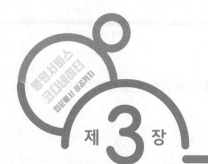

내부고객관리

01 / 커뮤니케이션(Communication)

1. 내부고객과 커뮤니케이션의 의의

(1) 커뮤니케이션의 의의

① 커뮤니케이션이라는 용어는 라틴어의 '나누다', '전달하다', '참여하게 하다', '관여·공유하다'라는 뜻의 라틴어 Commnicare에서 유래한다.

② 사전적 의미로는 사람들끼리의 생각, 느낌 따위의 정보를 주고받는 일을 뜻하며, 말이나 글, 그 밖의 소리, 표정, 몸짓 따위로 이루어지고 의사소통이나 의사전달로 불린다.

③ 사람들이 서로 정보, 생각, 느낌, 소망 등을 공유하고 나누기 위한 활동이다.

④ 상대방과 어떠한 관계에 있느냐에 따라 주고받는 내용이나 전달하는 방식이 달라져야 한다.

⑤ 일방적으로 고객의 의사를 전달하는 활동이 아니고 서로 주고받는 쌍방향으로 진행되는 활동이다.

⑥ 현재의 커뮤니케이션은 과거의 경험에 의해 영향을 받고 미래의 커뮤니케이션에 영향을 준다.

⑦ 전달하고자 하는 의사는, 사실에 입각한 정보, 자신의 생각과 신념, 가치관, 사물이나 일, 사람에 대한 감정, 소망, 욕구 등인데 자신이 전달하고자 하는 의사가 위의 네 가지 중 무엇인지 내면적으로 잘 정리해서 한 번에 한 가지씩만 수신자에게 전달해야지 혼란을 주지 않는다.

(2) 병원경영과 내부고객

① 피터 드러커(Peter Drucker)가 '직원은 우리의 가장 큰 자산이다'라고 할 정도로 내부고객의 만족은 조직의 성패와 깊은 관련이 있다.

② 내부고객이 만족해야 효과적인 프로젝트, 수준 높은 야간진료, 청결한 비품관리 등이 가능해진다.

③ 병원경영은 사람경영이며, 사람의 마음을 움직이는 경영만이 성공한다.

④ 성공적인 병원경영을 위해서는 가까운 사람, 즉 내부고객부터 감성 바이러스를 퍼트려야 한다. 내부고객에 대한 감성은 외부고객의 가치를 창조하는 데 절대적인 영향을 미친다.

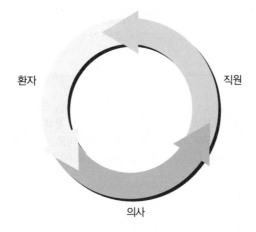

내부고객의 로열티가 환자의 만족도에 끼치는 영향

2. 내부고객과 커뮤니케이션

(1) 개 요

① 다양한 커뮤니케이션 형태 중 내부고객과의 커뮤니케이션은 무엇보다도 중요하다.

② 대화의 시작은 경청이다. 대화는 커뮤니케이션이며 곧 소통이다. 일방적인 화술은 대화가 될 수 없다.

③ 신뢰감 있는 대화를 하기 위해서는 첫 마디가 중요하며, 이는 좋은 상호작용의 시작이 된다(예 '오랜만입니다. 건강해 보이시네요', '만나서 반갑습니다').

④ 말의 내용보다는 표정과 자세가 중요하다. 대화하는 상대방과 눈을 마주치고, 상대방의 말을 진지하게 경청하고 있음을 제스처로 보여준다.

⑤ 상대방이 대화 중 부정의 의견을 표시했을 때는 '왜 싫으세요?'라고 묻기보다는 다른 대안을 제시하는 것이 좋다.

(2) 내부고객의 긍정적인 감정 늘리기

① 피그말리온효과
타인의 기대나 관심에 따라 능률향상이나 결과가 좋아지는 현상을 말한다. 병원에서 내부고객인 구성원에게 지속적인 커뮤니케이션을 통해 관심과 기대를 갖고 있음을 표시하면 구성원은 그 기대에 부응해서 더 열심히 노력해서 더 좋은 결과를 만들어 내는 것이다.

② 플라시보효과
플라시보효과란 의학적 기능이 전혀 없는 약품(사실은 약품이 아닌 무해무익한 물질)을 복용한 후에 그 약의 효력을 정말로 믿는 사람들에게서 나타나는 치유효과를 말한다. 지속적인 커뮤니케이션을 통한 피그말리온효과와 더불어 내부고객의 마음과 뇌를 움직이고 이는 외부고객에게 영향을 미쳐 결국 병원경영에 큰 도움을 주게 된다.

더 알아보기

경청과 커뮤니케이션의 효과
스트레스성 과민환자에 대하여 환자의 고충을 들어주지 않고 진짜 처방약을 한 경우와 환자의 고충을 충분히 경청한 후에 비타민제를 약이라고 하여 처방한 경우에 진짜 약을 먹은 환자는 낫지 않은 반면 비타민제를 약으로 믿고 먹은 환자는 다 나았다. 커뮤니케이션의 중요성을 증명하는 단적인 사례라 할 수 있으며 이를 플라시보효과라고 한다.

---

(3) 내부고객 커뮤니케이션의 영향

① 대내적 : 상호이해관계의 증진, 의사결정과정에의 참여, 동기부여
② 대외적 : 높은 질의 서비스, 고객만족, 고객확보, 긍정적 기업이미지

3. 내부고객 커뮤니케이션의 유형

	공식적 커뮤니케이션 (제도적 의사소통)	비공식적 커뮤니케이션
의 의	• 제도적으로 마련한 공식조직의 계층적 경로를 따라 정식으로 행해지는 의사소통	• 조직의 공식적 통로를 거치지 않는 의사소통
특 징	• 표준적 형식을 사용하고 있으므로 그 절차나 방법이 규격화되어 있음	• 조직의 구성원들 간에 평소의 대면접촉을 통한 잡담 · 풍문 · 밀담 등 여러 형태로 나타남
장 점	• 의사나 정보가 정확함 • 전달통로가 체계적이며 편리함 • 전달자와 피전달자가 분명하기 때문에 책임소재가 명확함	• 우정 · 상호신뢰 · 존경심 등 주로 인간관계를 바탕으로 한 자연스런 의사소통이므로 인간의 내적 욕구, 즉 심리적 만족감을 충족시켜 주며, 공식적 커뮤니케이션의 불충분한 면을 보충시켜줌 • 정보의 내용이 보다 상세하고, 여러 계층을 밟지 않기 때문에 전달이 신속하며, 의사소통의 과정에 융통성과 신축성이 있음
단 점	• 주로 상부의 지시나 명령, 또는 보고 등과 같은 지극히 사무적인 것이므로, 조직 내에서 일어나고 있는 모든 사건이 전달 내용이 될 수 없음 • 인간의 감정 따위는 전혀 전달되지 않으며, 여러 계층을 차례대로 밟아야 하므로 그 전달 속도가 느림	• 전혀 통제를 받지 않기 때문에 허위정보나 왜곡된 정보가 전달되는 수가 많음 • 조직의 권위체계, 즉 위계질서를 흩트려 놓을 수가 있음 • 조직 내의 갈등을 더욱 악화시킬 위험성이 있음

4. 팀워크 향상을 위한 Team Communication Skill

(1) 팀이 실패하는 10가지 원인

① 교육의 부족
② 팀의 노력이 필요한 일들을 판단해 내지 못함
③ 계획의 부족
④ 창조적으로 뛰어난 성과를 내는 일에 중점을 두지 않음
⑤ 자원의 부족
⑥ 서로에 대한 책임의식 부재
⑦ 갈등관리 능력의 결여
⑧ 자격이나 권한의 불충분
⑨ 경영관련 지원의 부족
⑩ 효과적인 리더십의 부족

(2) 팀이 추구해야 할 7가지 특징(PERFORM)

① Purpose & Values(목적과 가치) : 강한 목적의식과 가치체계를 공유한다. 즉 확고한 비전을 소유하고 있다.

② Empowerment(권한위임) : 높은 성과를 내는 팀은 구성원들이 명확한 테두리 안에서 의사결정을 내리고 선택하고 행동할 권한을 가지고 있다. 그들은 개인의 힘과 집단의 힘을 모두 경험할 수 있는 능력과 기회, 자치권을 가지고 있다.

③ Relationships & Communication(인간관계와 커뮤니케이션) : 개방적인 커뮤니케이션이 이루어져야 한다. 사람들은 위험을 감수하고서라도 자신의 생각이나 의견, 감정을 두려움 없이 나눌 수 있다.

④ Flexibility(유연성) : 구성원들은 자신들 모두가 팀의 성과와 발전, 그리고 리더십에 대한 책임을 가지고 있다는 것을 인식하고 자주적으로 행동하여야 한다. 그리고 변화는 불가피한 것이며, 그것을 적절히 수용해야 한다는 사실을 인지하여야 한다.

⑤ Optimal Productivity(최상의 생산성) : 높은 성과를 내는 팀은 그들이 이뤄내는 업무의 질과 양면에서 최상의 생산성을 보여준다. 품질에 대한 높은 기준이 존재하며, 팀원들은 서로에 대한 책임감을 갖고 지속적인 개선을 위하여 항상 노력한다.

⑥ Recognition & Appreciation(인정과 존중) : 팀은 계속적으로 긍정적인 피드백을 받고 팀의 일원으로서, 팀의 리더와 조직으로부터 존중을 받아야 한다. 인정해 주는 것은 그 행동을 강화하고 그 사람의 자부심을 높여주며 가치추구와 성취에의 욕구를 증대시켜 준다.

⑦ Morale(사기) : 위 6가지가 모두 충족되면 구성원들의 사기는 올라가게 된다. 팀원들은 자신들의 일에 열정을 갖게 되고 결과물에 대해 자랑스럽게 생각하며 그 팀에 속해 있다는 사실에 자부심을 갖는다.

02 / 외부환경의 변화

1. 병원서비스 산업의 환경변화

(1) 소비자 요인

① 고령화 시대로의 진입

   ⊙ 의학 및 과학기술의 발달로 평균수명이 연장되었다.

   ⓛ 고령환자의 신체적·정신적 퇴화에 따른 요양목적의 병원수요가 증가하고 있다.

   ⓒ 고령화에 따라 진료적 차원에서의 병원수요뿐만 아니라 건강검진처럼 질병 예방수단으로의 병원수요도 폭발적으로 증가하고 있다.

② 국민소득의 증가

   생활수준의 향상에 따라 외모에 대한 관심이 높아지면서 치과의 보철이나 교정 등의 진료, 성형수술, 피부관리, 안과의 시력교정수술, 복부지방제거수술 등 이른바 미용적 의료서비스에 대한 수요도 높아지고 있다.

③ 국민의식수준의 향상

   ⊙ 국민의 교육수준이 높아지고 의료정보가 일반인에게 널리 보급되면서 의료인이 독점하였던 의학지식을 일반인도 공유하게 되었다.

   ⓛ 양질의 의료서비스를 권리로서 인식하고 양질의 서비스를 받고자 하는 욕구가 높아지게 되었다.

   ⓒ 시민-소비자단체에 의한 의료모니터링이 강화되면서 종전 의료사고에 대하여 약자였던 소비자들의 소송이 증가하고 있다.

④ 질병구조의 변화, 서구화된 식생활과 출산문화의 변화, 급속한 산업화와 도시화, 기후변화 등으로 인해 신종 또는 변종의 질병이 발생하고, 질병발생유형도 서구화되는 경향이 있어 이에 대한 의료대책이 필요하게 되었다.

(2) 정책적 요인

① 의약분업시행

   환자에 대한 진찰·처방·조제를 의사·약사 간에 직능별로 분담·전문화하도록 함으로써, 불필요한 투약을 방지하여 국민보건향상에 기여토록 하는 제도를 시행하고 있다.

② 포괄수가제

   일정한 질병의 치료에 대하여 미리 정해진 치료비를 내도록 하는 제도로 환자의 의료비경감과 건강보험의 보장성강화를 목적으로 도입된 제도이다.

③ 의료보험통합일원화

직장의료보험과 지역의료보험을 국민건강보험으로 통합하여 관리하고 있다.

④ 노인장기요양보험 시행

일상생활을 혼자 수행하기 어려운 노인에게 장기요양급여를 제공하는 사회보험제도이다.

⑤ 의료시장의 개방

경제특구에서부터 의료시장이 개방되기 시작하였으며, 시장이 전면 개방되면 외국의 거대 병원들과 경쟁하는 글로벌경쟁시대에 돌입하게 된다.

(3) 기술적 요인

① e-Biz

e-Biz는 인터넷기술 등을 활용하여 여러 가지 측면에서 새로운 부가가치를 창출하기 위한 비즈니스 활동을 일컫는 용어로, 이러한 기술변화는 병원경영시스템, 병원과 고객, 병원과 의료기관, 병원노사관계에 중대한 영향을 미치고 있다.

② 생명공학의 발전

생명공학의 발전으로 줄기세포를 이용한 치료법의 개발 등 새로운 진료기술이 개발되고, 예방진료분야에서도 괄목할 진보가 일어나고 있다.

2. 내부환경의 변화

(1) 병원 간의 경쟁심화

① 의과대학이 증가되면서 의료인력이 과거에 비해 더 많이 배출되고 있다.
② 국내 대기업의 의료사업 진출과 외국계 의료병원이 국내에 진출하면서 의료기관이 양적으로 증가하여 병원 간의 경쟁이 심화되고 있다.

(2) 병원 자체의 변화

① **병원조직의 변화** : 문어발식 진료에서 핵심분야에 대한 특화된 기술을 바탕으로 과학화·전문화되고 있다.
② **병원규모의 변화** : 단순한 몸집 부풀리기가 아닌 유연성을 가진 효율적인 운영시스템을 갖춘 병원으로 몸집을 키우고 있다.

더 알아보기

병원개선을 위한 노력

- **사무자동화와 전산화**

  병원업무가 점차 전산화되어 병원정보관리시스템이 구축되고 있는데 행정업무뿐 아니라 진료에까지 활용되면 생산성이 대폭 향상된다. 컴퓨터 이외에도 각종 사무기기를 자동화하여 인력이 감축되도록 노력해야 한다. 인력의 감축이란 현 인력을 줄이는 것도 될 수 있지만 새로운 기기와 장비가 늘어날 때 증원을 하지 않고 현재 인력 중에서 자동화하여 절감된 인력으로 대체하므로 인력보충을 하지 않는 전략도 중요하다.

- **일반관리**

  – 일반관리 업무의 축소 : 병원업무 중에는 많은 인력을 필요로 하는 청소, 세탁, 급식, 경비, 차량 등의 지원업무는 외주를 주면서 업무를 대폭 줄일 수 있으며, 인력의 감소로 노사문제를 줄일 수 있을 것이다. 아웃소싱도 가능하다. 그 외의 지원업무 중에서도 임상병리검사, 의료장비유지 등은 일부 외주를 주어 비싼 장비의 구입을 꾀하는 방안도 검토의 대상이 된다.

  – 시간제근무 장려 : 업무에 따라서는 8시간을 근무하지 않아도 될 경우가 있다. 요즈음 일단 직장을 떠났던 여성 대기인력이 상당수 있으므로 이들을 시간제로 활용하여 인건비절감과 서비스개선 그리고 노사문제의 경감을 기대할 수 있다.

- **재원기간의 단축**

  병원이 재원기간을 단축하면서 생산성을 높일 수 있다. 대부분의 병원들은 병상부족을 느끼고 있으나, 앞으로 단기간에 의료수요가 크게 늘기는 어려운 만큼 병상회전을 높여서 병상부족에 대처하는 것이 현명하다.

- **직장인 등을 위한 주말근무**

  직장인 등을 위한 주말근무도 감안한다. 주말근무 의료인력은 주중 휴무일을 제도화하거나 인센티브제 등을 허용할 수 있다.

- **외형의 감축과 수익성 제고**

  지금까지 병원계에서는 외형을 주로 논하여 왔다. 그런데 재료와 서비스가 많이 들면서 외형이 큰 경우가 반드시 수익성이 높지는 않다. 그러므로 부서별 또는 서비스별 원가계산을 하여 의료진과 행정직들이 수익성을 인지하도록 할 필요가 있다. 각종 비싼 장비를 도입할 때에는 투자수익률을 분석한다.

- **소비자(환자) 위주의 운영**

  병원위주 및 병원근무자 위주의 관리운영에서 환자위주의 관리운영으로 전환되어야 한다. 이제 환자는 과거와는 달리 스스로 병원을 선택하며 자기 권리의 만족감을 촉구하고 있기 때문에 여기에 맞추어 병원이 스스로 체질을 바꾸지 않는 한 병원이 생존하기는 어려운 현실이다.

03 / 병원 인적 자원관리

1. 개 요

(1) 병원 인적 자원관리의 의의

① 병원이 인적 자원을 효율적으로 관리하기 위한 경영체계이다.

② 병원의 정치 · 경제 · 사회적 조건 · 환경의 변화에 적응하는 가운데, 병원목적의 완성을 위하여 필요한 인적 자원을 조달, 확보, 유지, 개발하여 노동능률을 촉진한다.

③ 노사관계를 안정시켜 경영질서를 수립하고, 나아가서 종업원의 생활복지를 향상시켜 사기와 보람을 찾게 하는 동시에, 경영목적을 효율적으로 달성하게 하는 등 사용자와 근로자의 협력체계가 이루어지도록 하는 관리활동이다.

(2) 인적 자원관리의 목표

① 조직의 목표달성 : 인적 자원관리를 통하여 조직이 계획한 목표를 달성한다.

② 개인의 목표달성 : 인적 자원관리를 통하여 조직의 목표뿐만 아니라 구성원의 인간성을 존중하고 근로생활의 질을 충족시킨다.

(3) 병원 인적 자원의 특징

① 다양하고 이질적인 집단의 집합조직 : 병원은 업무가 다양함에 따라 구성원들이 가지고 있는 직무가 다양하고, 직무 간 전문지식의 차이, 근무조건의 차이, 직무상 권력의 차이 등으로 의사소통과 의식구조의 차이가 있어서 이를 융합할 수 있는 효율적인 인사관리가 필요하다.

② 노동집약적 조직 : 과학기술이 발전하더라도 병원업무는 노동집약적 성질을 벗어날 수 없으며, 또한 대량생산도 불가능하고 기계적이 아닌 전문성에 의한 판단과 인간적 행위이기 때문에 인사관리의 효율성이 필요하다.

③ 욕구의 다양성 : 다양한 직종의 다양한 부류가 한 공간에서 같이 근무하므로, 이들의 다양한 욕구를 충족시키기 위한 효율적인 인사관리가 필요하다.

④ 통제와 조정의 어려움 : 응급성과 위험성이 상존하는 병원업무의 특성상 일사불란한 조직체계의 운영이 필요한 반면에 자율성을 추구하려는 구성원들 사이에서 효율적인 통제와 조정을 이루기 위해 인사관리가 필요하다.

⑤ 의존적 · 배타적 인간관계 : 업무의 성격이 상호의존적인 관계이면서도 수익의 배분성 등에 있어서는 상호배타적인 특성을 보이므로 이를 융합할 수 있는 인사관리가 필요하다.

⑥ 서비스의 품질관리나 성과평가가 어려운 조직 : 병원조직의 서비스 대상이 사람이고, 사람의 서비스 내용이 각기 다를 뿐 아니라 객관적인 평가가 어렵기 때문에 생산된 서비스의 품질관리가 대단히 어려운 특징이 있는 조직이다.

(4) 병원의 인적 자원관리 기능

기능	내용
충원기능	• 병원 인적 자원관리의 시발점으로써 병원조직이 효율적으로 목표를 달성하기 위한 기능 • 가장 적합한 인재를 모집 · 선발 · 배치하는 기능
개발기능	• 확보한 인재에 일련의 교육활동 등으로 기업이 원하는 능력의 인적 자원으로 개발시키는 기능 • 종업원훈련 · 종업원개발 · 조직개발 · 경력개발
동기부여기능	• 성과에 따른 합리적 보상과 복리후생으로 개개인 작업의 성취도를 올리는 기능 • 종업원의 노력발휘 · 조직의 목표달성 · 개인의 욕구충족
유지기능	• 종업원들이 생산활동에 있어서 계속하여 높은 수준의 기술 · 지식 · 능력 · 직무의욕을 유지할 수 있도록 관리하는 기능 • 노조운영 · 보건관리

(5) 인적 자원관리의 진행

① 인적 자원관리는 조직유지를 위해 적시에 직무요건에 맞는 인원을 계획하고 조달, 개발, 활용, 유지, 배치, 이동하며 평가, 관리하는 과정을 포함한다.

② 관리과정의 단계

인적 자원의 수급계획→모집 및 선발→배치 및 오리엔테이션→교육훈련 및 인적 자원개발 →인사고과전환→퇴직과 이직

㉠ 모집 및 선발

모 집	• 선발을 전제로 하여 양질의 인력을 조직으로 유인하는 과정
선 발	• 최적의 인적 요소를 특정직무에 짝지어 주는 과정이며 또한 기능과 기능 간에 발생하는 직무를 효과적으로 수행할 수 있는 최적의 인적요건과 최적의 적성 및 기술을 소지한 사람에게 특정조직구성원의 자격을 부여하는 행위

㉡ 배치 및 오리엔테이션 : 배치는 각 직무에 선발인원을 배속시키는 것이며, 오리엔테이션은 배치된 인원에게 직무관련 내용을 안내하는 활동이다.

㉢ 교육훈련 및 인적 자원개발(경력개발) : 조직이 급변하는 환경에 적응하면서, 구성원의 직무기능을 향상시키기 위해 실시하는 훈련 및 개발활동을 말한다.

㉣ 인사고과전환 : 인사관리를 통하여 현재까지 담당했던 직무와는 성격상 다른 직무로 이동하거나(직무순환), 지위의 상승과 함께 보수, 권한, 책임의 상승이 수반되는 자격서열의 상승(승진)을 말한다.

㉤ 퇴직과 이직 : 조직의 구성원이 정년이나 기타의 사정으로 인하여 회사를 떠나거나, 다른 곳으로 직장을 옮기는 것을 말한다.

2. 인사관리자의 역할

(1) 내부관계에서의 역할

① 최고경영층에 대한 역할

ㄱ 최고경영자의 정보원천으로써 문제점을 신속히 파악하고 잘 전달할 수 있어야 한다.

ㄴ 유능한 인재를 추천함에 있어서 공정한 평가기준과 신념을 가지고 임하여야 한다.

ㄷ 문제에서 문제해결자로서의 역할을 수행한다.

② 부문 간 조정역할

ㄱ 대인 간, 집단 간 중재조정자, 교량역할을 한다.

ㄴ 의사소통을 원활히 한다.

ㄷ 각 집단의 요구사항과 입장을 이해하고 존중해야 한다.

ㄹ 문제점을 신속히 파악하고 잘 전달할 수 있어야 한다.

③ 라인에 대한 서비스 역할 : 라인이 되는 각 부문에 인사관리에 관한 조언을 하게 된다.

(2) 외부관계에서의 역할

① 조직과 외부환경과의 경계연결의 역할

② 사회의 가치관을 조직에 도입하는 역할

③ 사회적·기술적 변화에 대응하는 인간에 관련된 제도를 변경하는 역할

3. 인적 자원평가와 보상관리

(1) 인적 자원평가

① 의 의

인적 자원평가란 조직구성원 개인이 가지고 있는 개성과 역량을 파악하고 일정기간 동안 조직에 기여한 성과를 측정하는 것으로 구성원의 개선을 유도하거나 승진 및 보상결정, 이동배치전환, 교육훈련 기회제공 등의 제반 인사활동의 근간이 되는 평가제도를 말한다.

② 인적 자원평가의 목적

ㄱ 조직과 직무의 개선

ㄴ 고용관리의 합리화

ㄷ 훈련개발의 기준마련

ㄹ 임금관리의 합리화

ㅁ 경영자의 능력개발

ㅂ 동기부여의 향상

③ 기능
    ㉠ 인적 자원의 가치를 객관적으로 평가한다.
    ㉡ 개인 및 조직의 훈련개발 필요성에 관한 정보를 제공한다.
    ㉢ 조직의 성과개선을 촉진한다.
    ㉣ 의사소통을 촉진한다.
    ㉤ 공정처우의 자료를 제공한다.

④ 평가방법

업적평가	• 팀 업적평가와 개인 업적평가로 구분하여 평가
역량평가	• 구성원의 지식, 기술, 태도 등을 평가

⑤ 평가결과에 대한 조치

	업적평가	역량평가	조치
1유형	높음	높음	• 적극적으로 우대하는 보상적용
2유형	높음	낮음	• 역량강화를 위한 교육훈련 지원
3유형	낮음	높음	• 역량발휘에 적합한 직무로의 전환배치
4유형	낮음	낮음	• 재교육을 통한 육성정책 혹은 퇴직관리프로그램의 적용

(2) 인적 자원 보상관리

① 종업원들의 병원에 대한 공헌에 있어 병원이 그 종업원들에게 임금의 경제적 대가와 안정감, 지위 등과 같은 비경제적인 대가를 제공하는 것을 말한다.

② 적정성과 공정성의 원칙에 따라 임금만족 및 복리후생증진과 병원조직의 경쟁력 강화와의 균형을 이루는 범위 안에서 적절한 보상관리가 필요하다.

③ 주요 보상정책

성과급제	• 노동성과를 측정하여 측정된 성과에 따라 임금을 산정, 지급하는 제도
이익분배제	• 기본적 보상 외에 각 시기마다 결산이익의 일부를 종업원에게 부가지급하는 제도 • 협동심 강화, 능률의 증진, 종업원의 장기근속 유도의 효과가 있음

더 알아보기

고객만족(CS) 경영 선순환의 원리
시설, 환경, 장비, 직원에 대한 투자(직원만족)→고품질의 서비스 제공→고객만족→고객유지율 증가, 병원의 수익성 향상(병원만족)

04 / 리더십(Leadership)

1. 리더십의 개요

(1) 의 의

① 공동의 목표를 설정하고 이를 달성하기 위해 구성원들의 협력을 가져오는 영향력을 리더십이라고 한다.

② 리더십이란 내부고객(직원)이 리더에게 고객으로 대접받고 서비스를 받을 때 만족을 느끼며, 그 만족을 토대로 외부고객에게 만족과 감동을 느낄 수 있는 서비스를 제공한다는 현실을 구조화한 이론이다.

(2) 리더십의 분류

① 내부적 측면과 외부적 측면

조직 내부적 측면	• 조직의 리더십 시스템을 잘 갖추어 조직의 가치와 방향, 성과와 기대수준, 고객 및 이해관계자중심의 경영, 조직학습 및 경영혁신 등을 조직에 전파하는 것에 초점을 두는 것이다.
조직 외부적 측면	• 조직이 어떻게 사회적 책임을 인식하고 표현하는가, 또한 주요한 지역사회를 지원하는가 등을 의미한다.

② 효과적인 리더십을 위하여 필수적인 일은 리더십의 발휘와 어떤 관계가 있는지를 체계적으로 분석하고 측정하여 피드백 하는 시스템을 구축해야 하는 것이다. 만약 이런 시스템이 없다면 그저 주먹구구식인 경험과 직관 아니면 오만과 편견에 의존하여 의사결정을 하게 되기 때문이다.

(3) 고객만족

① 서비스 리더십의 목표는 고객만족이다. 고객만족이라는 목표는 서비스업에 종사하는 리더라면 변할 수 없는 목표라고 할 수 있다. 물론 여기서 고객만족은 내부고객(고객서비스 제공자) 만족과 외부고객(서비스 구매자) 만족을 동시에 의미한다.

② 서비스 행위를 통하여 리더는 파트너라는 내부고객을 만족시키고 그 파트너는 또 다른 파트너인 외부고객을 만족시키는 선순환의 사이클 관계가 성립됨을 의미한다.

③ 서비스 리더십은 파트너의 만족을 만들어 내는 리더의 만족 유도 행위를 많이 하도록 하고 만족훼손행위를 줄이는 것을 목표로 한다. 이를 위해서 서비스 리더는 다양한 접근과 노력이 필요하다.

2. 리더십의 역할

(1) 효과적인 충고

리더는 구성원들에게 필요할 때마다 조직의 목표에 부합하는 역할을 하도록 충고를 할 수 있어야 한다.

(2) 솔선수범

말보다 직접 행동으로 솔선수범함으로써 본보기가 되는 것이다. 모든 상황에서 구성원을 움직일 수 있는 가장 효과적인 힘이다.

(3) 모델링(Modeling)

리더는 평소의 행동 하나하나가 구성원들에 모범이 되도록 행동함으로써, 구성원들의 롤 모델(Role Model)이 되어야 한다.

(4) 비전 제시

진정한 리더는 구성원들에게 비전을 제시하고 그 비전을 향해 매진하도록 구성원들을 이끄는 능력을 가지고 있어야 한다.

(5) 권한위임(Empowering Leadership)

구성원들에게 권한을 대폭 위임하고 리더는 정작 아무 일도 하지 않는 것처럼 보일 수 있지만, 권한을 위임받은 구성원들이 협력하여 자신들의 능력을 최대한 발휘할 수 있도록 지휘하는 것이 진정한 리더십이다.

3. 리더십 행동유형

허쉬–블랜차드 모델은 리더십의 효과가 부하의 성숙도수준에 달려있다는 것으로, 과업중심과 관계중심 행동을 각각 고·저(高·低)로 세분화하고, 부하의 성숙도수준에 따라 지시형, 설득형, 참여형, 위임형의 4가지 리더십 유형을 제시하였다.

리더십	하위자의 업무성숙도	방 법
지시형	업무성숙도가 극히 낮은 하위자 (능력과 의지가 모두 낮은 상태)	• 대부분 의사소통의 초점이 목표달성에 맞추어져 있으며, 리더는 집단구성원들이 무슨 목표를 어떻게 달성해야 하는가에 대한 작업지시를 하고 구성원들의 작업활동을 주의 깊게 감독한다.
설득형	업무성숙도가 낮은 하위자 (능력은 낮지만 의지는 높은 상태)	• 리더는 종업원들의 참여를 고무하고 아이디어를 장려함으로써 자신과 구성원들의 모두 참여하는 팀 정신을 촉구하지만, 여전히 무슨 목표를 달성할 것인가에 대한 최종결정은 리더가 내린다.
참여(지원)형	업무성숙도가 높은 하위자 (능력은 높지만 의지는 낮은 상태)	• 리더는 목표에만 초점을 맞추지 않고 지원적 행동을 통하여 구성원들이 달성해야 할 과업을 위해 능력을 발휘하도록 동기유발을 시도한다. 지원적 유형은 경청, 칭찬, 아이디어 제시 및 권유, 피드백 제공과 같은 것을 포함하는 구성개념이다. 리더는 일상적 의사결정의 책임은 부하에게 넘기지만 문제해결을 촉진하는 책임을 리더가 가지고 있다.
위임형	업무성숙도가 극히 높은 하위자 (능력과 의지가 모두 높은 상태)	• 리더는 계획, 통제 등의 활동을 줄이고, 수행해야 할 업무에 대한 합의가 이루어지면 그 직무의 수행방법의 결정과 직무책임을 부하에게 위양한다.

4. 내부고객 관리방법

(1) 프로리더를 위한 직원관리 노하우(Know How)

① 직원 중에 무능한 자는 없다고 생각하라.

② 중요한 일은 반복하여 습관이 되도록 교육하라.

③ 중요한 사람일수록 지원하라.

④ 인간은 낮은 동기로 움직이지 않는다.

⑤ 서브리더를 육성하라.

⑥ 효과적으로 충고하라.

⑦ 작은 일에도 구체적으로 칭찬하라.

⑧ 칭찬 뒤에 격려와 기대의 말로 마무리하라.

⑨ 인정받고 있음을 인식시켜라.

⑩ 창조적 목표를 부여하라.

(2) 내부직원과의 관계조율 및 문제해결능력 향상을 위한 방법

① 진료 시 필요한 부분은 꼭 이야기 할 것

② 나의 상황을 이야기 할 것

③ 궁금한 부분은 꼭 물어볼 것

④ 대답을 잘 할 것

⑤ 인사를 잘 할 것

⑥ 화난 선배 앞에서는 일단 들어줄 것

⑦ 상대방의 입장을 배려할 것

⑧ 배움에 있어 적극성을 띨 것

⑨ 시키지 않은 일도 할 것

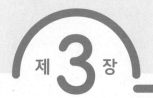

실전문제

01 **다음은 커뮤니케이션에 대한 기본적인 원리이다. 가장 적절히 설명하고 있는 것은?**

① 코디네이터는 고객의 의사를 전달하는 역할을 하는 것이 바람직하다.

② 사람들은 정보, 신념, 감정, 소망, 욕구 등을 전달하고자 한다. 유능한 전달자는 이러한 요인들을 잘 종합해서 수신자에게 가능하면 짧은 시간에 많은 내용들을 전달할 수 있다.

③ 커뮤니케이션은 사람들이 서로 정보, 생각, 느낌, 소망 등을 공유하고 나누기 위한 활동이다.

④ 현재의 커뮤니케이션은 현재의 상태로 끝나고 과거의 경험에 영향을 받지 않는 것이 바람직하다.

해설

커뮤니케이션의 의의

• 사람들이 서로 정보, 생각, 느낌, 소망 등을 공유하고 나누기 위한 활동이다.

• 상대방과 어떠한 관계에 있느냐에 따라 주고받는 내용이나 전달하는 방식이 달라져야 한다.

• 일방적으로 고객의 의사를 전달하는 활동이 아니고 서로 주고받는 쌍방향으로 진행되는 활동이다.

• 현재의 커뮤니케이션은 과거의 경험에 의해 영향을 받고 미래의 커뮤니케이션에 영향을 준다.

• 전달하고자 하는 의사는, 사실에 입각한 정보, 자신의 생각과 신념, 가치관, 사물이나 일, 사람에 대한 감정, 소망, 욕구 등인데, 자신이 전달하고자 하는 의사가 위의 네 가지 중 무엇인지 내면적으로 잘 정리해서 한 번에 한 가지씩만 수신자에게 전달해야지 혼란을 주지 않는다.

02 **내부고객과 커뮤니케이션에 대한 설명으로 옳지 않은 것은?**

① 다양한 커뮤니케이션 형태 중 내부고객과의 커뮤니케이션은 무엇보다도 중요하다.

② 내부고객에 대한 감성은 외부고객의 가치를 창조하는 데 절대적인 영향을 미친다.

③ 내부고객에게는 경청보다 주입식 대화가 더 중요하다.

④ 내부고객이 만족해야 효과적인 프로젝트, 수준 높은 야간진료, 청결한 비품관리 등이 가능해진다.

해설

대화의 시작은 경청이다. 대화는 커뮤니케이션이며 곧 소통이다. 일방적인 화술은 대화가 될 수 없다.

03 **신뢰감 있는 대화를 하기 위한 첫마디로 적당하지 않은 것은?**

① 할 말이 있는데, 시간 좀 내주세요.
② 오랜만입니다, 건강해 보이시네요.
③ 만나서 반갑습니다.
④ 안녕하세요? 상쾌한 아침이군요.

해설
신뢰감 있는 대화를 하기 위해서는 첫 마디가 중요하며, 이는 좋은 상호작용의 시작이 된다. 처음부터 사무적인 말투는 상대방에게 부담감을 주어 대화를 어렵게 할 수 있다.

04 **타인의 기대나 관심으로 인하여 능률이 오르거나 결과가 좋아지는 현상을 무엇이라고 하는가?**

① 낙인효과
② 피그말리온효과
③ 스티그마효과
④ 플라시보효과

해설
병원에서 내부고객인 구성원에게 지속적인 커뮤니케이션을 통해 관심과 기대를 갖고 있음을 표시하면 구성원은 그 기대에 부응해서 더 열심히 노력해서 더 좋은 결과를 만들어 내는 이론을 자기충족예언이라 하고 이를 다른 말로 피그말리온효과라고 한다.

05 **의학적 기능이 전혀 없는 약품(사실은 약품이 아닌 무해무익한 물질)을 복용한 후에 그 약의 효력을 정말로 믿는 사람들에게서 나타나는 치유효과를 나타내는 용어는?**

① 초두효과
② 피그말리온효과
③ 스티그마효과
④ 플라시보효과

해설
지속적인 커뮤니케이션을 통한 피그말리온효과와 더불어 내부고객의 마음과 뇌를 움직이고 이는 외부고객에게 영향을 미쳐 결국 병원경영에 큰 도움을 주게 되는데, 이를 플라시보효과라고 한다.

06 **공식적 커뮤니케이션의 장점에 해당하지 않는 것은?**

① 인간의 감정까지 전달함

② 의사나 정보가 정확함

③ 전달통로가 체계적이며 편리함

④ 전달자와 피전달자가 분명하기 때문에 책임소재가 명확함

해설

인간의 감정 따위는 전혀 전달되지 않으며, 여러 계층을 차례대로 밟아야 하므로 그 전달속도가 느리다.

07 **비공식적 커뮤니케이션에 대한 설명으로 옳지 않은 것은?**

① 조직의 공식적 통로를 거치지 않는 의사소통이다.

② 표준적 형식을 사용하고 있으므로 그 절차나 방법이 규격화되어 있다.

③ 우정·상호신뢰·존경심 등 주로 인간관계를 바탕으로 한 자연스런 의사소통이다.

④ 정보의 내용이 보다 상세하고, 여러 계층을 밟지 않기 때문에 전달이 신속하다.

해설

표준적인 형식이 없고, 조직의 구성원들 간에 평소의 대면접촉을 통한 잡담·풍문·밀담 등 여러 형태로
나타난다.

08 **고객과 대화 시 바람직하지 못한 용어와 바람직한 용어에서 잘못 응대한 것은 무엇인가?**

① 데리고 오신 분→같이 오신 분, 함께 오신 분

② 할 수 없습니다→제가 어떻게 할 수 있겠습니까?

③ 전화주십시오→가능한 퇴근 전까지 전화주시겠습니까?

④ 또 와주시겠습니까?→번거로우시더라도 다시 한 번 방문해 주시겠습니까?

해설

'할 수 없습니다→곤란합니다'로 바꾸어야 한다.

09 팀이 실패하는 10가지 원인에 해당하지 않는 것은?

① 교육의 부족
② 팀의 노력이 필요한 일들을 판단해 내지 못함
③ 계획의 부족
④ 창조적으로 뛰어난 성과를 내는 일에만 중점을 둠

해설

창조적으로 뛰어난 성과를 내는 일에 중점을 두지 않기 때문에 팀이 실패한다.

10 팀이 추구해야 할 7가지 특징(PERFORM)에 해당하지 않는 것은?

① 권한집중
② 목적과 가치
③ 인간관계와 커뮤니케이션
④ 유연성

해설

팀이 추구해야 할 7가지 특징(PERFORM)

• Purpose & Values(목적과 가치)
• Empowerment(권한위임)
• Relationships & Communication(인간관계와 커뮤니케이션)
• Flexibility(유연성)
• Optimal Productivity(최상의 생산성)
• Recognition & Appreciation(인정과 존중)
• Morale(사기)

11 병원환경의 변화에 대한 설명으로 옳지 않은 것은?

① 평균수명의 연장
② 요양목적의 병원수요 급증
③ 질병예방수단으로 병원수요 감소
④ 질병발생유형의 서구화

해설

고령화에 따라 진료적 차원에서의 병원수요뿐만 아니라 건강검진처럼 질병예방수단으로의 병원수요도 폭발적으로 증가하고 있다.

12 병원경영환경의 변화 중 옳지 않은 것은?

① 의료시장의 경쟁 약화
② 병원서비스에 대한 수요의 변화
③ 고객의 힘 증대
④ 소비자 의식향상

병원경영환경의 변화

변화	원인
병원서비스 수요의 변화	• 전국민의 의료보험제도 실시 • 소득수준향상과 더불어 치과보철이나 교정 등의 진료, 성형수술, 피부관리 등과 같은 미용적 의료수요의 증가 • 평균수명의 연장과 함께 예방적 의료서비스에 대한 수요증대
고객의 힘 증대	• 고객의 의학지식 증대 • 소비자 의식의 향상 • 소비자보호를 위한 제도와 법률의 제정
의료시장의 경쟁강화	• 의과대학이 증가되면서 의료인력의 배출증가 및 외국유학을 다녀온 의료인력의 국내시장 진출 • 대기업의 의료사업진출로 인한 병원의 대형화·고급화 추세 • WTO 및 FTA 체결로 인한 의료시장개방으로 글로벌 경쟁시대의 도입

13 병원환경의 변화 중 정부의 의료정책변화에 해당하지 않는 것은?

① 개별수가제의 도입
② 노인장기요양보험 시행
③ 의료보험통합일원화
④ 의약분업 시행

해설
일정한 질병의 치료에 대하여 미리 정해진 치료비를 내도록 하는 포괄수가제가 도입되었다.

14 최근 의료계는 의약분업 이후, 개원의의 증가와 이에 따른 단위 의료기관당 진료환자수의 감소로 경영에 관한 관심이 집중되고 있다. 다음 중 병원경영개선을 위한 노력으로 가장 거리가 먼 것은?

① 사무자동화와 전산화
② 다수의 인력확보를 통한 노동집약적 투자
③ 외형의 감축과 수익성 제고
④ 소비자(환자) 위주의 운영

해설
다수의 인력확보는 인건비증가로 인하여 병원경영개선을 어렵게 한다.

15 병원 인적 자원관리의 목적에 해당하지 않는 것은?

① 정치 · 경제 · 사회적 조건 · 환경의 변화에 적응
② 종업원에 대한 통제강화
③ 경영목적의 효율적 달성
④ 노사관계의 안정

해설
병원 인적 자원관리는 노사관계를 안정시켜 경영질서를 수립하고, 나아가서 종업원의 생활복지를 향상시켜 사기와 보람을 찾게 하는 동시에, 경영목적을 효율적으로 달성하게 하는 등 사용자와 근로자의 협력체계가 이루어지도록 하는 관리활동이다.

16 병원 인적 자원의 특징으로 볼 수 없는 것은?

① 다양하고 이질적인 집단의 집합조직
② 통제와 조정의 어려움
③ 욕구의 다양성
④ 기술집약적 조직

해설
과학기술이 발전하더라도 병원업무는 노동집약적 성질을 벗어날 수 없으며, 또한 대량생산도 불가능하고 기계적이 아닌 전문성에 의한 판단과 인간적 행위이기 때문에 인사관리의 효율성이 필요하다.

17 병원 인적 자원의 특징으로 볼 수 없는 것은?

① 직무의 다양성
② 직무상 권력의 차이 존재
③ 업무에 있어서 상호배타적 관계
④ 통제의 어려움

해설

업무의 성격이 상호의존적인 관계이면서도 수익의 배분성 등에 있어서는 상호배타적인 특성을 보이므로 이를 융합할 수 있는 인사관리가 필요하다.

18 병원조직의 특성과 가장 거리가 먼 것은?

① 노동집약적 조직
② 이질집단의 집합조직
③ 서비스의 질 평가 용이
④ 통제 조정의 난이성

해설

병원조직의 서비스 대상이 사람이고, 사람의 서비스 내용이 각기 다를 뿐 아니라 객관적인 평가가 어렵기 때문에 생산된 서비스의 품질관리가 대단히 어려운 특징이 있는 조직이다.

19 병원경영관리에서 요즘 가장 비중을 두는 인적 자원관리는 무엇인가?

① 권위가 느껴지는 자신감
② 친절한 코디네이터형
③ 통제불가능한 자유분방형
④ 자신만만한 공주병형

해설

병원코디네이터는 병원서비스를 리더해 가는 환자와 교량적 역할을 하여 상호 간의 원활한 커뮤니케이션을 돕는 역할을 하며, 최근 병원 인적 자원관리에서 최우선으로 비중을 두고 있다.

20 성공적인 병원조직의 특성으로 가장 거리가 먼 것은?

① 조직의 사명과 가치가 명확하고 조직원이 공유할 수 있어야 한다.

② 고객의 요구에 부응할 수 있어야 한다.

③ 직원에게 권한을 위임하고 적극적 참여를 유도할 수 있어야 한다.

④ 능력 있고 수동적인 인력이 많아야 한다.

해설

능력 있고 능동적인 인력이 많아야 한다.

21 병원 인적 자원관리기능 중 동기부여기능에 해당하는 것은?

① 조직의 목표달성

② 인재를 모집 · 선발 · 배치하는 기능

③ 종업원훈련

④ 노조운영

해설

병원의 인적 자원관리기능

기 능	내 용
충원기능	• 인재를 모집 · 선발 · 배치하는 기능
개발기능	• 종업원훈련 • 종업원개발 • 조직개발 • 경력개발
동기부여기능	• 종업원의 노력발휘 • 조직의 목표달성 • 개인의 욕구충족
유지기능	• 노조운영 • 보건관리

22 병원 인적 자원관리기능 중 종업원들이 생산활동에 있어서 계속하여 높은 수준의 기술 · 지식 · 능력 · 직무의욕을 유지할 수 있도록 관리하는 기능은?

① 충원기능
② 개발기능
③ 동기부여기능
④ 유지기능

병원의 인적 자원관리기능

기 능	내 용
충원기능	• 병원 인적 자원관리의 시발점으로써 병원조직이 효율적으로 목표를 달성하기 위한 기능
개발기능	• 확보한 인재에 일련의 교육활동 등으로 기업이 원하는 능력의 인적 자원으로 개발시키는 기능
동기부여기능	• 성과에 따른 합리적 보상과 복리후생으로 개개인 작업의 성취도를 올리는 기능
유지기능	• 종업원들이 생산활동에 있어서 계속하여 높은 수준의 기술 · 지식 · 능력 · 직무의욕을 유지할 수 있도록 관리하는 기능

23 인사관리과정 단계 중 배치된 인원에게 직무 관련 내용을 안내하는 활동을 무엇이라고 하는가?

① 모 집
② 오리엔테이션
③ 배 치
④ 선 발

배치는 각 직무에 선발인원을 배속시키는 것이며, 오리엔테이션은 배치된 인원에게 직무 관련 내용을 안내하는 활동이다.

24 인사관리자의 외부관계에서의 역할에 해당하는 것은?

① 최고경영자의 정보원천으로서의 역할

② 유능한 인재의 추천역할

③ 사회의 가치관을 조직에 도입하는 역할

④ 대인 간, 집단 간 중재조정자, 교량역할

해설

외부관계에서의 역할

• 조직과 외부환경과의 경계연결의 역할

• 사회의 가치관을 조직에 도입하는 역할

• 사회적·기술적 변화에 대응하는 인간에 관련된 제도를 변경하는 역할

25 인사관리를 통하여 현재까지 담당했던 직무와는 성격상 다른 직무로 이동하는 것을 무엇이라고 하는가?

① 배 치   ② 이 직

③ 직무순환   ④ 승 진

해설

인사관리를 통하여 현재까지 담당했던 직무와는 성격상 다른 직무로 이동하거나(직무순환), 지위의 상승과 함께 보수, 권한, 책임의 상승이 수반되는 자격서열의 상승(승진)을 말한다.

26 조직구성원 개인이 가지고 있는 개성과 역량을 파악하고 일정기간 동안 조직에 기여한 성과를 측정하는 것을 무엇이라고 하는가?

① 보상관리   ② 인적 자원평가

③ 프로세서   ④ 리엔지니어링

해설

인적 자원평가란 조직구성원 개인이 가지고 있는 개성과 역량을 파악하고 일정기간 동안 조직에 기여한 성과를 측정하는 것으로, 구성원의 개선을 유도하거나 승진 및 보상결정, 이동배치전환, 교육훈련 기회제공 등의 제반 인사활동의 근간이 되는 평가제도를 말한다.

27 **인적 자원평가의 목적으로 볼 수 없는 것은?**

① 조직과 직무의 개선
② 고용관리의 합리화
③ 구성원에 대한 징계
④ 훈련개발의 기준마련

해설
구성원에 대한 징계보다는 미숙한 종업원에 대한 재교육을 목적으로 한다.

28 **인적 자원평가의 기능에 해당하지 않는 것은?**

① 인적 자원의 가치를 주관적으로 평가한다.
② 개인 및 조직의 훈련개발 필요성에 관한 정보를 제공한다.
③ 조직의 성과개선을 촉진한다.
④ 의사소통을 촉진한다.

해설
인적 자원의 가치를 객관적으로 평가한다.

29 **역량평가대상에 해당하지 않는 것은?**

① 구성원의 업무결과
② 구성원의 지식
③ 구성원의 기술
④ 구성원의 태도

해설
구성원의 업무결과는 업적평가대상에 해당한다.

30 업적평가는 낮지만 역량평가는 높은 종업원에 대한 알맞은 조치는?

① 적극적으로 우대하는 보상적용

② 역량강화를 위한 교육훈련지원

③ 역량발휘에 적합한 직무로의 전환배치

④ 재교육을 통한 육성정책 혹은 퇴직관리프로그램의 적용

해설

평가결과에 대한 조치

	업적평가	역량평가	조 치
1유형	높 음	높 음	• 적극적으로 우대하는 보상적용
2유형	높 음	낮 음	• 역량강화를 위한 교육훈련지원
3유형	낮 음	높 음	• 역량발휘에 적합한 직무로의 전환배치
4유형	낮 음	낮 음	• 재교육을 통한 육성정책 혹은 퇴직관리프로그램의 적용

31 인적 자원보상 중 이익분배제에 대한 설명으로 옳지 않은 것은?

① 노동성과를 측정하여 측정된 성과에 따라 임금을 산정, 지급하는 제도

② 기본적 보상 외에 각 시기마다 결산이익의 일부를 종업원에게 부가지급하는 제도

③ 협동심의 강화

④ 종업원의 장기근속

해설

주요 보상정책

성과급제	• 노동성과를 측정하여 측정된 성과에 따라 임금을 산정, 지급하는 제도
이익분배제	• 기본적 보상 외에 각 시기마다 결산이익의 일부를 종업원에게 부가지급하는 제도 • 협동심 강화, 능률의 증진, 종업원의 장기근속 유도의 효과가 있음

32 병원의 고객만족경영을 위해 'CS 선순환의 원리'를 적용해야 한다. 올바른 연결은?

① 직원만족→고품질 서비스제공→고객만족→수익창출

② 고객만족→고품질 서비스제공→수익창출→직원만족

③ 고품질 서비스제공→고객만족→수익창출→직원만족

④ 고객만족→고품질 서비스제공→직원만족→수익창출

CS경영 선순환의 원리

시설, 환경, 장비, 직원에 대한 투자(직원만족) → 고품질의 서비스제공 → 고객만족 → 고객유지율 증가, 병원의 수익성 향상(병원만족)

33 서비스 리더십의 목표는?

① 이윤의 극대화   ② 종업원의 로열티 향상

③ 고객만족   ④ 경영자의 능력개발

서비스 리더십의 목표는 고객만족이다. 고객만족이라는 목표는 서비스업에 종사하는 리더인 한 변할 수 없는 목표라고 할 수 있다. 물론 여기서 고객만족은 내부고객(고객서비스 제공자) 만족과 외부고객(서비스 구매자) 만족을 동시에 의미한다.

34 병원코디네이터의 리더십 내용 중 틀린 것은?

① 비전은 리더십의 핵심요소이며 조직성공의 핵심요소이다.

② 현대적 경영의 관점에서 리더십의 중요성은 더욱 감퇴되고 있다.

③ 리더십은 경영 자체와 동일시한 만큼 매우 중요하다.

④ 조직구성원의 만족도를 높일 수 있다.

리더십의 중요성

리더십은 오늘날 경영 자체와 동일시할 만큼 조직행동에 있어 매우 중요한 위치를 차지하고 있다. 우리는 흔히 한 조직의 성패를 효과적인 리더십의 발휘 여부와 관련지어 생각하기도 한다. 더욱이 경영제반사고가 인간중심으로 전개되고 있고, 경영활동이 이러한 인간을 통하여 목표를 달성하는 과정으로 이해되는 현대적 경영의 관점에서 리더십의 중요성은 크게 부각되고 있다. 왜냐하면 목표의 달성이 조직구성원의 활동을 통하여 성취된다는 사실은, 조직의 리더 또는 경영자로 하여금 조직구성원의 노력을 통합하고 조정하도록 하는 리더십의 필요성을 더욱 절실히 느끼도록 하고 있기 때문이다. 즉, 조직의 리더들은 조직의 구성원

에게 영향력을 발휘하여 그들이 조직목표달성에 공헌할 수 있도록 사기를 앙양하고, 그들의 잠재적 능력을
활성화시킬 수 있는 리더십의 기술을 개발하지 않을 수 없는 것이다.

35 리더십의 역할로 볼 수 없는 것은?

① 효과적인 충고
② 솔선수범
③ 비전제시
④ 권한의 집중

해설

리더십의 역할
• 효과적인 충고
• 솔선수범
• 모델링(Modeling)
• 비전 제시
• 권한위임(Empowering Leadership)

36 병원서비스코디네이터는 병원서비스의 핵심적인 근간이다. 서비스 리더로서 하위자의 업무성숙도에 따라 적합한 리더십을 발휘하여야 한다. 적합하지 않은 것은?

① 업무성숙도가 극히 낮은 하위자 : 지시형 리더십
② 업무성숙도가 낮은 하위자 : 설득형 리더십
③ 업무성숙도가 높은 하위자 : 창조형 리더십
④ 업무성숙도가 매우 높은 하위자 : 위임형 리더십

해설

리더십 행동유형

리더십	하위자의 업무성숙도
지시형	• 업무성숙도가 극히 낮은 하위자(능력과 의지가 모두 낮은 상태)
설득형	• 업무성숙도가 낮은 하위자(능력은 낮지만 의지는 높은 상태)
참여(지원)형	• 업무성숙도가 높은 하위자(능력은 높지만 의지는 낮은 상태)
위임형	• 업무성숙도가 극히 높은 하위자(능력과 의지가 모두 높은 상태)

37 **프로리더를 위한 직원관리 노하우로 옳지 않은 것은?**

① 직원 중에 무능한 자는 없다고 생각하라.
② 중요한 일은 반복하여 습관이 되도록 교육하라.
③ 중요한 사람일수록 지원하라.
④ 낮은 동기를 부여하라.

해설
인간은 낮은 동기로 움직이지 않는다.

38 **프로리더를 위한 직원관리 노하우로 옳지 않은 것은?**

① 칭찬 뒤에 기대의 말로 부담을 주지마라.
② 효과적으로 충고하라.
③ 작은 일에도 구체적으로 칭찬하라.
④ 서브리더를 육성하라.

해설
칭찬 뒤에 격려와 기대의 말로 마무리하라.

39 **내부직원과의 관계조율 및 문제해결능력 향상을 위한 방법으로 올바르지 않은 것은?**

① 화난 선배 앞에서는 일단 들어줄 것
② 시키지 않은 일은 하지 말 것
③ 배움에 있어 적극성을 띨 것
④ 상대방의 입장을 배려할 것

해설
시키지 않은 일도 해야 한다.

제3과목

병원진료지원 실무

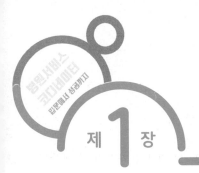

보건행정

01 / 병원관리실무(보건행정)

1. 병원경영관리의 이해

(1) 병원경영관리의 의의

① 경영관리란 인적 · 물적 자원을 효과적으로 통합 · 조정하는 행위를 말한다.

② 병원경영목표의 합리적 달성을 위해 병원경영활동이 어떻게 수행되어야 하며 이러한 활동을 어떻게 합리적으로 관리하여야 하는가에 관한 행동원리를 종합적이고 과학적으로 접근하는 것을 말한다.

(2) 병원경영관리의 요소

계 획	• 병원의 목표를 세우고 이 목표를 달성하기 위한 가장 좋은 방법을 찾는 행위
조 직	• 수립된 계획을 성공적으로 달성하기 위하여 어떠한 형태로 병원조직을 구성할 것인가를 결정하고 인적, 물적 자원을 배분하는 행위
지 휘	• 병원조직의 목표를 달성하기 위하여 요구되는 업무를 잘 수행하도록 다른 조직원들을 독려하는 행위
통 제	• 각 구성원이 행하는 업무가 제대로 추진되고 있는가를 감독하고 관리하는 행위

(3) 병원경영패러다임의 변화

구 분	과 거	현재 및 미래
시 각	• 병원중심적 사고	• 고객중심적 사고
목 표	• 수익성 증대	• 고객유지율 확대
경영기법	• 치료중심적 경영	• 고객로열티경영
접점응대	• 의무적 응대	• 고객밀착형 응대

2. 병원경영관리의 전략적 사고

(1) 고객중심 마인드

① 경영자가 조직을 경영하는 데 있어서 누가 고객인지를 생각하고, 그 고객을 가장 먼저 생각하는 것이다.

② 최근에는 고객만족을 넘어서 고객감동, 고객성공에 이르기까지 고객중심의 경영활동이 요구된다.

③ 경영학에서 고객의 범위는 환자를 고객으로 보는 마인드, 주주를 고객으로 보는 마인드, 종업원을 고객으로 보는 마인드를 합한 것이다.

최종소비자를 고객으로 보는 마인드	• 실패하는 병원은 기존고객보다는 신규고객의 창조에만 몰두하는 반면 성공하는 병원은 기존고객에게 소홀하지 않는다. • 병원에 찾는 환자가 많은 경우에도 병원에서는 항상 환자의 불편을 경청한다.
주주를 고객으로 보는 마인드	• 주식회사의 주주는 회사의 주인으로 어떻게 보면 가장 충실한 영업사원이 될 수 있다. • 병원운영에 관한 포괄적인 정보를 주주들에게 제공함으로써 주주이익과 경영투명성을 담보하여 병원의 자본조달을 원활하게 한다.
종업원을 고객으로 보는 마인드	• 경영자는 종업원을 같은 배를 탄 한 가족으로 여기고 그들과 공동운명체라는 생각으로 서로 간의 정을 나누는 데 소홀해서는 안 된다. • 종업원은 근무시간에는 종업원이지만 밖에서는 역시 자사제품을 소비하고 홍보하는 사람이다.

(2) 경쟁우위 마인드

① 경쟁우위는 어느 특정한 기업이 다른 수많은 기업들과의 경쟁에서 우위에 설 수 있는지의 여부를 판단할 때 사용하는 개념이다. 이러한 경쟁우위의 원천으로는 가치활동과 핵심역량이 있다.

가치활동	• 창조적인 경영활동을 의미한다.
핵심역량	• 기업의 경쟁력 확보에 결정적인 역할을 하는 중요한 자원이다.

② SWOT 분석

㉠ SWOT 분석은 미래의 외부환경 변화에 따른 기회(Opportunities), 위협(Threats) 요인과 기업의 내부능력에 있어서 강점(Strengths), 약점(Weaknesses) 요인분석을 통하여, 회사의 강점을 활용하거나 약점을 보완하여, 기회요인을 극대화하고, 위협요인을 극소화하는 등의 미래 전략대안을 개발하기 위한 경영도구이다.

ⓛ SWOT은 강점(Strengths), 약점(Weaknesses), 기회(Opportunities), 위협(Threats)
을 의미하며, 강점(S)과 약점(W)은 내부환경분석에 해당하며 기회(O)와 위협(T)은 외부
환경분석에 해당한다. 기업내부의 강점과 약점을, 기업외부의 기회와 위협을 대응시켜
기업의 목표를 달성하려는 SWOT 분석에 의한 마케팅 전략의 특성은 다음과 같다.

SO 전략 (강점-기회전략)	• 시장의 기회를 활용하기 위해 강점을 사용하는 전략을 선택한다.
ST 전략 (강점-위협전략)	• 시장의 위협을 회피하기 위해 강점을 사용하는 전략을 선택한다.
WO 전략 (약점-기회전략)	• 시장의 기회를 활용하여 약점을 극복하는 전략을 선택한다.
WT 전략 (약점-위협전략)	• 시장의 위협을 회피하고 약점을 최소화하는 전략을 선택한다.

ⓒ 성형외과/피부과를 위한 SWOT 분석 및 전략수립

내적요소 외적요소	Strength(강점)	Weakness(약점)
Opportunity (기회)	SO 전략 • 최신장비, 지역주민을 타겟으로 한 홍보 강화 • 중국 관광객을 대상으로 한 프로그램 기획	WO 전략 • 건물 화장실에 병원 BI (Brand Identity) 노출 • 병원간판, 유도사인 등 노출
Threat (위협)	ST 전략 • VIP를 겨냥한 마케팅 • 의료진의 신뢰성 확보	WT 전략 • 지역주민을 위한 행사기획과 홍보

(3) 가치극대화 마인드

① 고객을 먼저 생각하고 경쟁기업에 비해 더 큰 만족을 제공했음에도 이익실현이 없다면
경영마인드가 완성되었다고 볼 수 없다. 그래서 수익성이 필요한데, 이는 효과적이면서 효
율적인 아이디어에 의해서 얻어진다.

② 기업이 가치극대화를 하기 위해서는 일반적인 방법으로 주가를 통한 가치극대화를 하는
방법이고 또 하나는 브랜드나 특허권 등 무형자산의 가치를 높여 기업가치를 극대화하는
방법이 있다.

3. 병원경영의 특징

(1) 구성원

① 병원은 노동집약적 사업체로 고도의 전문화된 인력으로 구성되어 있다.

② 많은 계층과 직종으로 구분되어 있어 직원 간의 일체감이 적어 병원노사관리의 중대한 관건이 되고 있다.

(2) 경영면

① 인간의 생명을 다루는 곳으로 1년 365일 쉬지 않고 일정한 수준의 진료가 유지되어야 하는 특징을 갖고 있어 수입보다 지출이 많은 휴일근무가 많은가 하면 주문생산을 할 수가 없어 예산의 산출이 막연하다.

② 첨단장비 즉 고가장비의 구입과 노후장비의 교체가 어느 산업계보다도 불가피하다.

③ 고도의 전문인을 필요로 하고 있으므로 지출의 억제에는 한계가 있다.

④ 병원의 수입원이 환자라는 특수성 때문에 환자의 치료와 안위가 우선되어야 하는 당위성으로 절약보다는 소비성향이 높은 사업장이다.

⑤ 병실의 고급화와 청결 등 많은 투자가 요구되고 있고 대부분의 병원이 종합진료의 성격을 갖고 있어 다른 병원과의 경쟁에서 과도한 시설과 장비의 투자가 불가피하다.

⑥ 진료의 가격이 정부에서 고시한 건강보험수가에 묶여 있어서 이윤이 적다.

⑦ 막대한 시설투자를 하여야 하나 투자회수율은 대체로 낮은 편이다.

⑧ 병원광고선전을 할 수 없으며 목표이익을 정해 놓고 의료인들에게 목표달성을 강요할 수 없다.

4. 병원조직

(1) 병원조직의 특징

① 공익성과 수익성의 상충된 목표로 말미암아 명확한 조직목표설정이 곤란하고 진료의 특성상 계량적인 성과측정이 곤란하다.

② 조직 내의 개인, 하부조직단위의 구성원은 환자진료교육, 호텔적 서비스, 어려운 진료행위 과정에 각기 다른 양태로 참여하거나 책임을 지고 있다.

③ 병원조직의 대부분 업무과정에서 복잡한 전환과정을 거쳐 서비스를 생산하는 조직체이다. 여러 전문직의 유기적인 협력관계와 여러 보조인력의 지원이 엮어져서 의료행위가 이루어진다.

④ 통제와 조정의 어려움이 있는 조직이다. 병원조직은 응급성과 위기관리의 특성으로 일사불란한 수직체계가 필요하지만, 또한 공식적인 명령계통 외에 수평적인 협력관계가 동시에 존재하는 조직이다. 그러나 전문인들의 집합체이기 때문에 특성인 고도의 자율성을 추구하는 민주지향적 요소를 가지고 있다. 따라서 병원의 인사관리는 자율적이면서 통제적이어야 하고 독재적이면서 민주지향적이어야 한다는 어려움이 있다.

⑤ 병원조직구성원은 인간의 생사에 관한 일로부터 많은 스트레스를 받고 있다.

⑥ 병원은 연중무휴 24시간 근무해야 하는 조직이다. 특히 교대근무에 따른 생활리듬의 파괴는 직무수행에 불만요인으로 등장한다.

(2) 병원조직의 원칙

① 전문화의 원칙

조직의 각 구성원이 가능한 한 한가지의 특수화된 업무만을 담당하는 것을 의미한다. 이 같은 업무의 전문화에 의해서 각 개인은 업무를 수행하는 데 필요한 전문화된 지식과 훈련을 쉽게 키워나갈 수 있고, 관리의 능률도 기할 수 있다.

② 명령 일원화의 원칙

라인에 따라 조직원은 언제나 한 사람의 직속상사에게만 명령을 받아야 한다는 원칙으로, 책임과 권한의 명확화 및 조직의 질서유지를 위하여 필요한 원칙이다.

③ 책임과 권한의 원칙

조직을 구성하는 각 구성원에게 업무를 분장함에 있어서 그 상호관계를 명백히 할 것을 강조하는 원칙이다. 즉 상사가 부하에게 업무를 분장케 함에 있어서는 일정한 책임의 확정과 그에 연관된 충분한 권한의 행사를 보장하여야 하고, 그렇게 함으로써 부하는 직무수행에 대한 결과의 책임을 지게 된다는 것이다.

④ 예외의 원칙

경영자가 경영활동의 전반에 대한 모든 의사결정을 한다는 것은 대규모화되고 복잡한 오늘날의 경영에 있어서는 불가능하며, 또한 비능률적이라고 하지 않을 수 없다. 따라서 일상 반복적으로 발생하는 의사결정 내지 업무의 처리는 모두 하위자에게 위양하고, 자신은 예외적인 또는 우발적인 사항처리에 전념한다는 원칙이 바로 예외의 원칙이다.

⑤ 감독범위 적정화의 원칙

한 사람의 장이 직접적으로 지휘·감독할 수 있는 부하의 수에는 일정한 한계 내지 합리적인 범위가 있다는 원칙이다. 대다수의 조직은 5~6명이 실제의 한계라고 한다.

⑥ 계층단축화의 원칙

상하의 계층이 길게 되면 그만큼 상하의 의사소통이 불충분하게 되고, 명령전달도 늦어지기 쉽다. 또한 감독자의 수도 많아지고, 인건비도 많이 든다. 따라서 이러한 폐단을 없애기 위해서는 조직의 계층을 되도록 단축시킬 필요가 있다. 실제 병원에서 최근에는 사업부제, 혹은 팀제를 도입하여 부문별 관리를 강화하고 있다.

⑦ 직능화의 원칙

경영조직의 합리화를 위해서는 특정한 구성원의 능력이나 정신 등에 의존하지 않고, '해야 할 일'을 중심으로 하여 조직을 형성할 필요가 있다. 비합리적이고 봉건적인 인간관계에서 가 아니라, 어디까지나 직능본위로 객관성을 살려 조직을 마련한 다음 각각의 직무에 따라 정당한 담당자가 배치되어야 비로소 그 조직은 합리적인 것이 될 수 있다. 최근 병원에서 이와 같은 원리에 의해 마련된 제도가 바로 직계제도인 것이다. 즉 이 제도는 각 직무를 그 종류에 따라 등급으로 분류함으로써 각 담당업무에 따르는 조직의 계층적 편성을 도모하는 것이다.

⑧ 권한위임의 원칙

경영규모의 확대에 따라 관리조직의 최고경영자가 경영활동의 전부를 직접적으로 담당할 수 없게 되었으므로, 그 권한과 책임의 일부를 부하에게 위임할 필요가 높아졌다. 이것이 권한위임의 원칙이다. 이와 같이 상부조직의 권한은 내부통상의 지배직능에 속하는 것 이 외에 하부조직에 위임되어 비로소 경영활동의 실시가 원활하게 된다.

⑨ 탄력성의 원칙

탄력성의 원칙은 변화하는 환경조건에 적응할 수 있도록 필요에 따라서는 과감하게 조직을 개편해야 된다는 원칙이다.

⑩ 적재적소의 원칙

조직은 운용·활용하기 위해 만들어져야 하며, 이상적인 조직을 설계했더라도 그 조직에 걸맞은 사람을 구하지 못하면 아무 쓸모가 없다. 인재의 면으로부터 조직의 운용에도 제약이 있다는 원칙이다.

02 / 원무관리의 정의 및 의미

1. 원무관리의 개관

(1) 원무관리의 의의

① 원무란 병원의 사무를 줄여서 사용하는 용어이다.
② 병원의 목적달성을 위해 합리적으로 수행할 수 있게 하는 활동을 말한다.
③ 환자들이 진료를 보다 편리하게 받을 수 있도록 하기 위하여 행하는 제반수속 절차와 진료비관리, 진료지원업무 등을 말한다.
④ 의료보험청구 및 진료비 수납뿐만 아니라 병원전반의 사무업무를 총괄하는 용어이다.

(2) 원무관련 용어의 정의

① 의료서비스 이용자와의 접촉정도에 따라 기능적으로 분류

전방기능	• 의료 이용자와 직접 접촉
후방기능	• 의료 이용자와 직접적인 접촉이 없음

② 이용방법에 따른 환자의 분류

입원환자	• 병원에서 24시간 수용되어 계속적인 진료를 받는 환자
외래환자	• 병원을 방문하여 입원을 하지 않고 당일 간단하게 의료서비스를 받고 귀가하는 환자
응급환자	• 응급한 상태에서 즉시 필요한 응급처치를 하지 아니하면 생명을 보존할 수 없거나 심신상 중대한 위해가 초래될 것으로 판단되는 환자
낮병동환자 (Day Care Center)	• 입원과 외래의 혼합된 중간형태의 개념 • 입원수속은 하되 병원에 수용되어 숙식을 하지 않고 낮 동안에만 병원에서 진료하고 저녁에 귀가하는 환자

③ 의료수가 유형에 따른 분류

행위별 수가	• 진료행위에 따라 행위별로 진료수가기준에 따라 진료비를 산정하는 수가 • 국민건강보험, 의료급여, 자동차보험, 산재보험, 공무상 요양대상환자

포괄수가
(DRG)
	• 질병군별로 일정수가를 포괄적으로 적용하는 수가
	• 진료과 : 4개 진료과(안과, 이비인후과, 일반외과, 산부인과)
	• 질병군 : 7개 질병군
	  – 수정체 수술(백내장)
	  – 항문과 항문주위 수술(치질수술)
	  – 서혜부 및 대퇴부탈장수술
	  – 충수절제술(맹장염)
	  – 자궁과 자궁부속기수술(악성종양 제외)
	  – 제왕절개
	  – 편도 및 아데노이드수술

④ 이용경험에 따른 분류

신 환	• 처음 오는 환자 • 특정병원에 과거 이용경험이 없이 처음 이용하는 경우
구 환	• 다시 방문하는 환자 • 특정병원에 과거 한번이라도 이용한 경험이 있는 경우

안심Touch

⑤ 진찰료에 따른 분류

초진료	• 특정상병으로 특정진료과에 처음으로 진료를 받는 경우
재진료	• 1개 상병으로 동일한 진료과에서 2회 이상 계속적으로 진료를 받는 경우
선택진료	• 선택진료의 요건을 갖춘 재직의사들 중 80%의 범위 내에서 선택진료를 담당하는 의사를 지정할 수 있다. • 자격범위 – 면허취득 후 15년이 경과한 치과의사 및 한의사 – 전문의 자격인정을 받은 후 10년이 경과한 의사 – 전문의 자격인정을 받은 후 5년이 경과하고 대학병원, 대학부속 치과병원 또는 대학부속 한방병원의 조교수 이상인 의사 등 – 면허취득 후 10년이 경과하고 대학병원 또는 대학부속 치과병원의 조교수 이상인 치과의사

⑥ 지역친화도
  ㉠ 한 지역 주민의 연간 총 퇴원환자 중 해당병원에서 퇴원한 환자의 비율로 측정한다.
  ㉡ 지역친화도가 높다는 것은 그 지역의 주민들이 해당병원을 많이 이용한다는 것을 의미한다.
⑦ 환자원조사
  일정기간 동안 어떤 지역의 환자가 어느 의료기관을 이용하는가를 조사하는 것

(3) 원무관리의 발전요인

① 사회보장제도의 확대
  사회보장제도의 적용확대로 인하여 관련법령의 제정 및 공포에 따라 환자의 증가와 진료비 관리업무처리가 복잡해졌을 뿐만 아니라 업무량이 매우 증가하여 의료에 관한 사무의 확대 필요성과 별도 전문관리체계의 필요성이 대두되었다.
② 병원규모의 대형화
  외래진료기능뿐만 아니라 입원진료기능의 확대로 환자수의 증가와 더불어 업무량 및 인력이 증가하였으며, 직원수의 증가 및 이에 따른 업무의 분업화·전문화·다양화로 조직적인 통제가 필요하게 되었다.
③ 의료기술의 발전
  의료의 종적분화로 진료능력이 고도로 발전되고 있으며, 진료과목이 인체조직부위별, 진료대상별로 다양화하였고 병원업무의 전문화로 인하여 간호 및 진료지원부분에서 병원사무가 분리·독립되었다.
④ 병원경영의 효율화
  의료수가의 인상보다 제반관리비용의 증가폭이 커지고, 직원들의 기대수준도 높아지게 됨에 따라 조직에 대한 충성심 및 공동체의식도 점차 약해지게 되었다. 또한 자본투자 및 인건비 등의 상승, 의료과오 및 분쟁의 증가 등으로 인해 병원경영이 날로 어려워짐에 따라

병원을 보다 효율적으로 경영할 수 있는 전략마련이 절실하게 되었다.

⑤ **고객욕구의 증대**

전반적인 소득수준의 향상에 따른 의료에 대한 높은 기대와 고급화 성향, 그리고 의료지식의 보편화와 소비자권리의식의 향상에 따른 의료이용자들의 능동적 태도변화는 병원에 있어서도 고객의 욕구에 부합하는 원무서비스를 해야 하는 요소로 받아들여지고 있다.

⑥ **첨단의료정보체계의 구축**

정보통신기술의 발달도 많은 병원에서 첨단의료정보체계(OCS, PACS 등)가 구축되어 과거 수작업으로 이루어지던 체계에서 벗어나 신속하고 정확한 관리체계로 업무효율성을 확보할 수 있게 되었다.

⑦ **경쟁력 강화**

의료인력의 증가와 더불어 의료기관의 수적 증가, 대형병원의 지속적인 설립으로 인하여 의료공급의 과잉현상은 환자들로 하여금 양질의 의료서비스를 하는 의료기관을 선택하게 하고 더구나 의료서비스분야에 대한 시장개방으로 외국 의료산업의 진입은 의료서비스 경쟁력 강화의 한 축으로 원무서비스의 질적 관리시스템 확립이 필요해지고 있다.

2. 원무관리자의 기본요건 및 역할

(1) 기본요건

① 진료와 간호 등 병원업무에 대한 기본적인 지식을 보유할 것
② 진료과, 병명이나 약품명 및 수술명 등에 대한 기본적인 의학적 지식을 갖고 있을 것
③ 각종 의료보장제도에 대한 이론 및 처리 능력이 있을 것
④ 보건의료정책을 포함한 병원 내·외부 환경분석과 전략의 개발업무를 수행할 능력이 있을 것
⑤ 각종 제도의 실시에 따른 의료관련법규에 대한 지식을 갖고 있을 것

(2) 원무관리자의 역할

① 원무관리자는 환자, 개설자 및 의료진 간에 병원의 주업무인 진료업무가 신속하고 원활하게 수행될 수 있도록 조정·지원하는 역할을 담당한다. 즉 환자에게는 적정한 진료비와 질 좋은 진료를 편리하게 받을 수 있도록 하며, 개설자에게는 적정수익의 확보를 가능하게 하고, 의료진들에게는 진료업무를 원활하게 수행할 수 있도록 충분히 지원한다.
② 원무관리는 환자진료수속, 진료수납 등의 사무처리활동, 쾌적하고 편안한 진료환경지원, 고객만족도 증진 등의 서비스활동, 마케팅에 따른 진료량, 진료수입 증대와 관련되는 마케팅활동 등으로 구분할 수 있다.

(3) 원무관리의 분류

분 류	내 용	사 례
창구대응업무	• 고객접점의 최일선에서 환자를 직접 응대함으로써 초진 및 재진접수, 진료비 계산 및 수납 등을 신속하게 처리하는 업무	• 진료안내 • 진료예약, 접수 • 입 · 퇴원수속 • 진료비계산 • 진료비수납 • 증명서발급
창구지원업무	• 창구대응업무가 원활하게 수행되도록 지원하며, 미수금 및 보험청구 등 사후관리를 하는 업무	• 의무기록관리 • 회계처리 • 환자고충처리 • 미수금관리 • 재원환자관리 • 진료비청구 • 병동행정업무 • 환자이송 · 회송
전반관리업무	• 원무행정전반에 걸쳐 병원경영의 목표에 맞도록 운영 · 조정하며 진료수가의 관리 및 자료의 분석을 통한 원무정책을 수립하는 업무	• 원무행정전반 • 진료수가관리 • 의료보장제도 • 통계 · 분석 · 보고 • 진료지원

(4) 창구관리

① 창구의 중요성

㉠ 병원의 얼굴이다.

㉡ 병원의 신뢰도를 좌우한다.

㉢ 병원의 평가기준이 된다.

② 창구의 요건

㉠ 일정한 공간에 필요한 시설과 장비를 갖추어야 한다.

㉡ 업무를 적절히 처리할 직원을 배치하여야 한다.

㉢ 응대의 편의성을 고려하여야 한다.

㉣ 환자의 편의, 접근성, 쾌적성이 이루어져야 한다.

(5) 응급실 관리

① 응급실 원무관리 대상

㉠ 환자도착 시 : 응급환자의 의학적 분류, 보험분류를 위한 상병원인 파악, 무연고자 처리, 보호자가 없는 무의식환자의 처리

ⓛ 응급진료신청 · 접수 : 진료신청, 의료보장자격, 등록, 진찰료수납, 응급관리료산정

ⓒ 진료 : 진료비계산 및 수납, 귀가 및 자진퇴원, 입원, 영안실안치, 구급차관리

② 환자의 유형

긴급환자	• 빠른 시간 내에 치료하지 않으면 사망 또는 치명적 영향이 초래되는 환자
응급환자	• 몇 시간 내에 치료하지 않으면 사망 혹은 합병증 발생률이 높은 환자
지연환자	• 사망하였거나 생존가능성이 없는 환자로 응급실 도착 당시 사망한 환자
비응급환자	• 몇 시간 후에 치료하더라도 생명에는 지장이 없다고 판단되는 경증환자

③ 응급의료 관리료 산정대상인 응급증상

㉠ 신경학적 응급증상 : 의식장애

ⓛ 심혈관계응급증상 : 심폐소생술이 필요한 증상, 급성호흡곤란, 심장질환으로 인한 급성 흉통, 심계항진, 박동이상 및 쇼크

ⓒ 중독 및 대사장애 : 심한 탈수, 약물 · 알코올 또는 기타 물질의 과다복용이나 중독, 급성 대사장애(간부전, 신부전, 당뇨병 등)

ⓔ 외과적 응급증상 : 개복술을 요하는 급성복증(급성복막염, 장폐색증, 급성췌장염 등 중한 경우에 한함), 광범위한 화상(외부신체 표면적의 18% 이상), 관통상, 개방성 · 다발성 골절 또는 대퇴부척추의 골절, 사지를 절단할 우려가 있는 혈관손상, 전신마취 하에 응급수술을 요하는 증상, 다발성외상

ⓜ 출혈 : 계속되는 각혈, 지혈이 안 되는 출혈, 급성위장관출혈

ⓗ 안과적 응급증상 : 화학물질에 의한 눈의 손상, 급성시력소실

ⓢ 알레르기 : 얼굴 부종을 동반한 알레르기반응

ⓞ 소아과적 응급증상 : 소아경련성장애

ⓩ 정신과적 응급증상 : 자신 또는 다른 사람을 해할 우려가 있는 정신장애

④ 응급의료 등의 미수금의 대불청구는 진료종료일 또는 이송종료일부터 3년 이내에 하여야 한다.

⑤ 담당의사는 외인사 및 기타 불상으로 병원 도착 직후 사망한 환자의 경우에는 관할경찰서에 신고하여야 한다.

⑥ **구급차의 이송처치료**

㉠ 구급차를 운용하는 의료기관 또는 응급환자이송업 허가를 받은 자가구급차를 이용하여 환자를 이송한 경우에 적용한다.

ⓛ 응급의료수가기준에 의한 이송처치료기준액표에 따라 징수해야 하며 이외에 별도산정할 수 없다.

ⓒ 일반구급차에 응급구조사, 의사, 간호사가 동승한 경우에는 기본요금의 25%를 가산한다.

② 이송거리는 환자가 구급차에 실제로 탑승한 거리를 기준으로 하므로, 환자가 탑승하지 아니한 경우에는 왕복, 시외 또는 기타의 이유로 추가요금을 요구하거나 징수할 수 없다.

(6) 병원통계관리

① 병상이용률

㉠ 병원의 시설이용도를 나타내는 지표이다.

㉡ 일정기간 동안 가동병상 중 입원환자에 의해 실제로 점유된 병상의 비율이다.

㉢ 병상이용률은 병상수가 많은 병원이 높고, 적은 병원이 낮은 경향이 있다.

병상이용률	• 연입원(퇴원) 환자수를 가동병상수 누계로 나누어 계산
가동병상수	• 병원이 환자를 입원시키기 위해 확보하고 있는 병상수
허가병상수	• 정부로부터 허가받은 병상수
병상회전율	• 일정기간 중 병원에서 실제입원 또는 퇴원한 환자수를 평균가동병상수로 나눈 지표

② 평균재원일수

㉠ 평균재원일수는 연퇴원 환자수를 실퇴원 환자수로 나누어 계산한다.

㉡ 평균재원일수는 짧을수록 수익성이 높아지는 경향이 있다.

㉢ 평균재원일수는 연입원 환자수를 실입원 환자수로 나누어 계산한다.

③ 외래연인원 환자수

㉠ 신환, 초진, 재진환자를 합한 수로 본병원의 모든 외래환자를 의미한다.

㉡ 응급실 환자수는 제외된 숫자이다(외래환자 한 명이 하루에 2개과에서 진찰을 받았다면 두 명으로 계산한다).

㉢ 한 환자가 5회 통원치료를 받았을 경우 실외래 환자수는 한 명이지만, 연외래 환자수는 5명이다.

㉣ 신체검사나 종합건강진단을 받은 자는 외래환자로 집계하지 않는다.

④ 외래환자 입원률

㉠ 외래환자의 질병중증도를 간접적으로 설명해 주는 지표이다.

㉡ 실입원 환자수를 연외래 환자수로 계산한다.

⑤ 병원의 수익성

㉠ 입원환자 1인당 1일 평균진료수준을 높여야 한다.

㉡ 입원환자 1인당 재원일수를 줄여야 한다.

㉢ 평균재원일수를 단축시켜야 한다.

㉣ 초진환자수가 증가해야 한다.

03 / 보건의료 및 목적

1. 개 요

(1) 보건의료의 의의

① 의료와 보건의료

의 료	• 의학적인 지식과 수단방법, 즉 의술로 질병을 진단하고 치료하는 것
보건의료	• 국민의 건강을 보호 · 증진하기 위하여 국가 · 지방자치단체 · 보건의료기관 또는 보건의료인이 행하는 모든 활동

② 일차보건의료의 개념
　　㉠ 지역사회 수준에서 주민의 건강을 향상시키는 데 필요한 다각적인 조치를 말한다.
　　㉡ 지역사회의 흔한 질병관리부터 우선한다.
　　㉢ 보건의료요원과 주민의 적극적인 참여로 이루어진다.
　　㉣ 질병예방 및 치료, 건강증진, 재활서비스 등의 포괄적인 활동이다.

③ 관련 주요 용어

보건의료서비스	• 국민의 건강을 보호 · 증진하기 위하여 보건의료인이 행하는 모든 활동
보건의료인	• 보건의료 관계법령에서 정하는 바에 따라 자격 · 면허 등을 취득하거나 보건의료 서비스에 종사하는 것이 허용된 자
보건의료기관	• 보건의료인이 공중 또는 특정 다수인을 위하여 보건의료서비스를 행하는 보건 기관, 의료기관, 약국, 그 밖에 대통령령으로 정하는 기관
공공보건의료기관	• 국가 · 지방자치단체, 그 밖의 공공단체가 설립 · 운영하는 보건의료기관
보건의료정보	• 보건의료와 관련한 지식 또는 부호 · 숫자 · 문자 · 음성 · 음향 · 영상 등으로 표현된 모든 종류의 자료

(2) 보건의료정보의 특성

　　① 시기적절성
　　② 비밀의 보장성
　　③ 정확성
　　④ 무결성
　　⑤ 신속성
　　⑥ 간결성
　　⑦ 정보사용자요구에의 부합성

(3) 보건기획이 필요한 이유

① 희소자원의 배분

② 상충하는 가치 및 전략의 결정

③ 지식 및 기술의 검토 및 선택

④ **합리적인 결정** : 보건의료정책결정 과정에서 제일 먼저 해야 할 일은 문제의 인지 및 설정이다.

2. 보건의료체계

(1) 개 요

① **정의** : 의료서비스를 생산하는 체계를 말한다.

② **목표** : 국민들의 건강욕구를 파악하고, 보건의료체계의 효율적인 운영으로 국민들의 건강을 보호하고 증진하는 것을 목표로 한다.

(2) 우리나라 보건의료체제의 특징

① 전문의 수의 비율이 너무 높다.

② 예방중심의 의료서비스보다 치료중심의 의료서비스제공이 주가 되고 있다.

③ 의료자원의 분포가 지역적으로 불균형이 심하다.

(3) 보건의료관리

① 조직의 궁극적 결과에 맞게 기회를 선택하고, 문제를 해결하며, 변화를 도모하고, 실행을 수립하는 과정이다.

② 관리의 3요소

리더십	• 보건의료체계를 바람직한 방향으로 변화시킬 수 있는 리더십이 필요하다.
의사결정	• 보건의료체계 내에서 이루어지는 기획, 실행과 실현, 감시 및 평가, 정보지원 등 모든 면에서 적절하고 바른 의사결정이 필요하다.
규 제	• 기본적 보건의료서비스를 모든 국민이 권리로 이용하는 것을 보장하는 한편, 불필요한 낭비를 막기 위해서도 법을 통한 규제가 필요하다.

(4) 보건의료자원

보건의료인력	• 의사, 치과의사, 한의사, 조산사, 간호사, 약사, 재활치료사, 영양사, 위생사, 보건행정요원 및 기타 인력
보건의료시설	• 병원, 의원, 약국, 치과의원, 한의원, 보건소, 실험시설을 비롯한 폐수처리시설, 상수 처리 공정을 포함한 위생시설
보건의료장비 및 물자	• 방사선의학 장비, 심전도, 생화학적 분석기구 등을 비롯한 의약품, 백신, 안경, 보청기, 의수족 등
보건의료지식	• 의료에 관한 지식뿐만 아니라 관리에 관한 지식을 포함

(5) 보건의료조직

① 중앙정부 : 보건복지부

② 의료보험조직

③ 기타 정부기관

    ㉠ 노동자 : 노동부

    ㉡ 학교보건 : 교육부

    ㉢ 군인 : 국방부

④ 자발적 민간단체(NGO) : 에이즈, 나병, 결핵, 백혈병

⑤ 민간부문

    ㉠ 지역사회중심

    ㉡ 주민의 자율성

    ㉢ 종합적이고 복합적인 활동과 사고방식

    ㉣ 질병예방을 포함한 양질의 총괄적인 의료서비스

    ㉤ 효율성 원칙

(6) 보건의료재정

① 공공재원 : 중앙정부, 지방자치단체, 의료보험기구

② 민간기업

③ 조직화된 민간기관 : 자선단체, 민간보험

④ 지역사회에 의한 자원 : 기부나 자원봉사활동

⑤ 외국의 원조

⑥ 개인지출

⑦ 기타 재원 : 복권판매 수익금, 기부금

(7) 지역사회 보건사업의 접근원칙

계선조직	• 수직적 계층구조 • 직접 운영하고 집행하는 조직
참모조직	• 계선조직을 자문, 권고에 응하는 조직 • 기획 · 인사 · 회계 · 법무 · 공보 · 조사 · 연구 등을 주로 담당

(8) 보건사업을 평가하는 목적

① 사업목표의 달성정도를 파악한다.

② 사업의 효율성을 제고한다.

③ 사업운영과정에 대한 모니터링체계를 구축한다.

④ 보건사업담당자의 업무능력을 배양한다.

⑤ 법적 또는 규정상의 책임을 이행한다.

3. 보건의료서비스 제공

(1) 의료전달체계

① 의료전달체계를 실시하는 목적

    ㉠ 제한된 보건의료자원을 최대한 이용한다.

    ㉡ 환자우송체계를 확립하여 의료의 효율성을 도모한다.

    ㉢ 가벼운 질환은 1, 2차 의료기관에서 진료하도록 한다.

    ㉣ 중증의 환자는 전문적인 의료기관에서 진료를 받도록 하여 의료이용의 효율성을 높이는 데 있다.

② 의료기관의 분류

1차 기관	• 의원, 보건소, 보건지소, 보건진료소, 모자보건센터, 조산소 등 • 환자의 초기접촉을 통해 예방과 치료가 통합된 포괄적인 보건의료 서비스 제공
2차 기관	• 기본 4개과 이상의 진료과목과 전문의를 갖춤 • 외래 및 입원환자 진료를 위한 시설과 보조인력이 필요 • 30병상 이상의 병원, 500병상 미만의 종합병원, 병원화보건소, 2개 이상 전문과목의 30병상 이상의 전문과의원

3차 기관	• 종합병원이나 대학병원들처럼 더 중한 환자를 보는 곳 • 반드시 의원이나 병원을 거쳐서 진료의뢰서를 가지고 가야 함 • 모든 진료과목과 전문의를 갖춤 • 특수분야별 전문의 수준의 진료와 의학교육, 의학연구, 개업의 및 제 의료인력의 훈련기능을 수행할 수 있는 시설과 인력 • 500병상 이상의 의과대학 부속병원 또는 종합병원이어야 함 • 원칙적으로 소속 대진료권 내의 2차 의료기관에서 후송 의뢰된 환자의 진료와 당해기관이 소재한 중진료권 지역에서 발생한 응급 및 입원환자의 진료를 담당해야 함

③ 건강보험수가

포괄수가제(DRG)	• 진단명에 따라 건당 진료비가 결정되는 방식
진료행위별수가제	• 진료행위에 따라 각각의 행위별로 진료수가기준에 따라 진료비가 산정되는 수가

(2) 보건소 역할

① 의 의

㉠ 국가 보건행정의 합리적 운영과 국민보건의 향상을 도모하기 위한 의료기관이다.

㉡ 지방자치단체의 조례가 정하는 바에 따라 전국의 시 · 군 · 구별로 1개소씩에 설치한다.

㉢ 행정구역과 거주인구 등에 따라 대도시형, 중도시형, 소도시형으로 구분한다.

㉣ 공공부문의 지역보건활동에 중추적 역할을 담당한다.

② 보건소 주요업무

㉠ 건강 친화적인 지역사회 여건의 조성

㉡ 지역보건의료정책의 기획, 조사 · 연구 및 평가

㉢ 보건의료인 및 보건의료기관 등에 대한 지도 · 관리 · 육성과 국민보건 향상을 위한 지도 · 관리

㉣ 보건의료 관련기관 · 단체, 학교, 직장 등과의 협력체계 구축

㉤ 지역주민의 건강증진 및 질병예방 · 관리를 위한 다음의 지역보건의료서비스의 제공

• 국민건강증진 · 구강건강 · 영양관리사업 및 보건교육

• 감염병의 예방 및 관리

• 모성과 영유아의 건강유지 · 증진

• 여성 · 노인 · 장애인 등 보건의료 취약계층의 건강유지 · 증진

• 정신건강증진 및 생명존중에 관한 사항

• 지역주민에 대한 진료, 건강검진 및 만성질환 등의 질병관리에 관한 사항

• 가정 및 사회복지시설 등을 방문하여 행하는 보건의료 및 건강관리사업

• 난임의 예방 및 관리

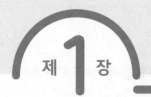

실전문제

01 병원조직의 목표를 달성하기 위하여 요구되는 업무를 잘 수행하도록 다른 조직원들을 독려하는 행위를 무엇이라고 하는가?

① 계 획 　　　　　　　② 구 성
③ 지 휘 　　　　　　　④ 통 제

해설

병원경영관리의 요소

계 획	• 병원의 목표를 세우고 이 목표를 달성하기 위한 가장 좋은 방법을 찾는 행위
조 직	• 수립된 계획을 성공적으로 달성하기 위하여 어떠한 형태로 병원조직을 구성할 것인가를 결정하고 인적 · 물적 자원을 배분하는 행위
지 휘	• 병원조직의 목표를 달성하기 위하여 요구되는 업무를 잘 수행하도록 다른 조직원들을 독려하는 행위
통 제	• 각 구성원이 행하는 업무가 제대로 추진되고 있는가를 감독하고 관리하는 행위

02 병원 간 의료서비스의 경쟁이 심화되고 고품질의 의료서비스를 어떻게 환자에게 제공하느냐가 병원서비스의 핵심이 되고 있다. 다음 중 병원경영 패러다임의 변화에 대한 설명으로 적합하지 않은 것은 무엇인가?

　　　　　　　　　과 거 　　　　　　 현재/미래
① 시　　각 : 병원중심적 사고　→　고객중심적 사고
② 목　　표 : 고객유지율 확대　→　수익성 증대
③ 경영기법 : 치료중심적 경영　→　고객로열티경영
④ 접점응대 :　의무적 응대　　→　고객밀착형 응대

해설

과거는 수익성 증대를 목표로 하였다면 현재와 미래는 고객유지율 향상이 목표가 되어야 한다.

03 다음 중 실패하는 경영자의 마인드는?

① 기존고객보다 신규고객의 창조에만 몰두하는 경영자

② 병원에 찾는 환자가 많은 경우에도 항상 환자의 불편을 경청하는 경영자

③ 병원운영에 관한 포괄적인 정보를 주주들에게 제공하는 경영자

④ 종업원을 같은 배를 탄 한 가족으로 여기는 경영자

해설

실패하는 병원은 기존고객보다는 신규고객의 창조에만 몰두하는 반면 성공하는 병원은 기존고객에게 소홀하지 않는다.

04 SWOT 분석에 시장의 위협을 회피하기 위해 강점을 사용하는 전략은?

① SO 전략   ② ST 전략

③ WO 전략   ④ WT 전략

해설

SWOT 분석을 통해 본 환경분석

SO 전략(강점-기회전략)	• 시장의 기회를 활용하기 위해 강점을 사용하는 전략을 선택한다.
ST 전략(강점-위협전략)	• 시장의 위협을 회피하기 위해 강점을 사용하는 전략을 선택한다.
WO 전략(약점-기회전략)	• 시장의 기회를 활용하여 약점을 극복하는 전략을 선택한다.
WT 전략(약점-위협전략)	• 시장의 위협을 회피하고 약점을 최소화하는 전략을 선택한다.

05 다음 중 병원환경분석에 사용하는 SWOT 분석에 관한 설명으로 잘못된 것은 무엇인가?

① S (Strength)   : 내부환경 중에서 가지는 강점

② W (Weakness) : 내부환경 중에서 가지는 약점

③ O (Opposition) : 외부환경 중에서 경쟁자가 가지는 강점

④ T (Threats)   : 외부환경 중에서 위협으로 작용하는 것

해설

O (Opposition) : 외부환경 중에서 기회로 작용하는 것

06 의료기관(병원) 환경변화에 대처하기 위해 사용된 SWOT 분석에서 중국 관광객을 대상으로 한 프로그램 기획은?

① SO 전략
② ST 전략
③ WO 전략
④ WT 전략

해설

성형외과/피부과를 위한 SWOT 분석 및 전략수립

외적요소　　　내적요소	Strength (강점)	Weakness (약점)
Opportunity (기회)	**SO 전략** • 최신장비, 지역주민을 타겟으로 한 홍보 강화 • 중국 관광객을 대상으로 한 프로그램 기획	**WO 전략** • 건물 화장실에 병원 BI (Brand Identity) 노출 • 병원 간판, 유도사인 등 노출
Threat (위협)	**ST 전략** • VIP를 겨냥한 마케팅 • 의료진의 신뢰성 확보	**WT 전략** • 지역주민을 위한 행사 기획과 홍보

07 병원경영환경이 갈수록 악화되고 있다. 다음 중 현재 국내에서 새롭게 병원경영환경을 악화시키는 요인과 거리가 먼 것은?

① 의료인력의 과잉배출
② 인구의 저출산
③ 병원광고의 규제
④ 외국 의료자본의 시장개방 압력

해설

오히려 병원광고를 완화할 경우 국내외 대형병원들이 자금력을 바탕으로 공격적인 광고 및 마케팅을 전개할 경우, 자금력이 부족한 중소병원은 더욱 어려움을 겪을 것으로 예상되고 있다.

08 **병원이 환자중심의 병원을 만들기 위해 하루 빨리 개선해야 할 것 중 아닌 것은?**

① 진료프로세스를 표준화한다.

② 병원서비스를 개선한다.

③ 병원마케팅을 강화한다.

④ 진료정보를 공개한다.

해설

진료정보를 공개하게 되면 의료인의 소신진료를 제한하고 전문성 침해, 진료 규격화 등 문제점이 발생하게 됨에 따라 진료의 질적 하락을 가져다 줄 위험성이 많다.

09 **병원경영의 특징으로 옳지 않은 것은?**

① 병원은 노동집약적 사업체로써 고도의 전문화된 인력으로 구성되어 있다.

② 많은 계층과 직종으로 구분되어 있어 직원 간의 일체감이 적어 병원노사관리의 중대한 관건이 되고 있다.

③ 막대한 시설투자를 하여야 하나 투자회수율은 대체로 높은 편이다.

④ 진료의 가격이 정부에서 고시한 건강보험수가에 묶여 있어서 이윤이 적다.

해설

막대한 시설투자를 하여야 하나 투자회수율은 대체로 낮은 편이다.

10 **병원조직의 특징으로 옳지 않은 것은?**

① 통제와 조정이 다른 조직보다는 수월하다.

② 진료의 특성상 계량적인 성과측정이 곤란하다.

③ 병원조직의 대부분 업무과정에서 복잡한 전환과정을 거쳐 서비스를 생산하는 조직체이다.

④ 공익성과 수익성의 상충된 목표로 말미암아 명확한 조직목표설정이 곤란하다.

해설

통제와 조정의 어려움이 있는 조직이다. 병원조직은 응급성과 위기관리의 특성으로 일사불란한 수직체계가 필요하지만, 또한 공식적인 명령계통 외에 수평적인 협력관계가 동시에 존재하는 조직이다. 그러나 전문인들의 집합체이기 때문에 특성인 고도의 자율성을 추구하는 민주지향적 요소를 가지고 있다. 따라서 병원의 인사관리는 자율적이면서 통제적이어야 하고, 독재적이면서 민주지향적이어야 한다는 어려움이 있다.

11 병원조직의 원칙으로 옳지 않은 것은?

① 전문화의 원칙

② 계층확장의 원칙

③ 명령일원화의 원칙

④ 책임과 권한의 원칙

해설

상하의 계층이 길게 되면 그만큼 상하의 의사소통이 불충분하게 되고, 명령전달도 늦어지기 쉽다. 또한 감독자의 수도 많아지고, 인건비도 많이 든다. 따라서 이러한 폐단을 없애기 위해서는 조직의 계층을 되도록 단축시킬 필요가 있다. 실제 병원에서 최근에는 사업부제, 혹은 팀제를 도입하여 부문별 관리를 강화하고 있다.

12 한 사람의 장이 직접적으로 지휘 · 감독할 수 있는 적정한 인원의 한계는?

① 2~3명

② 5~6명

③ 8~9명

④ 11~12명

해설

감독범위 적정화의 원칙

한 사람의 장이 직접적으로 지휘 · 감독할 수 있는 부하의 수에는 일정한 한계 내지 합리적인 범위가 있다는 원칙이다. 대다수의 조직은 5~6명이 실제의 한계라고 한다.

13 병원에서 24시간 수용되어 계속적인 진료를 받는 환자를 무엇이라고 하는가?

① 입원환자

② 외래환자

③ 응급환자

④ 낮병동환자

해설

이용방법에 따른 환자의 분류

입원환자	• 병원에서 24시간 수용되어 계속적인 진료를 받는 환자
외래환자	• 병원을 방문하여 입원을 하지 않고 당일 간단하게 의료서비스를 받고 귀가하는 환자
응급환자	• 응급한 상태에서 즉시 필요한 응급처치를 하지 아니하면 생명을 보존할 수 없거나 심신상 중대한 위해가 초래될 것으로 판단되는 환자
낮병동환자 (Day Care Center)	• 입원과 외래의 혼합된 중간형태의 개념 • 입원수속은 하되 병원에 수용되어 숙식을 하지 않고 낮 동안에만 병원에서 진료하고 저녁에 귀가하는 환자

14 다음 중 포괄수가가 적용되지 않는 진료과는?

① 안 과   ② 이비인후과

③ 치 과   ④ 산부인과

해설

포괄수가가 적용되는 4개 진료과 : 안과, 이비인후과, 일반외과, 산부인과

15 포괄수가가 적용되는 7개 질병군에 해당하지 않는 질병은?

① 제왕절개

② 치질수술

③ 맹장염

④ 녹내장

해설

포괄수가가 적용되는 7개 질병군
- 수정체수술(백내장)
- 항문과 항문주위 수술(치질수술)
- 서혜부 및 대퇴부탈장수술
- 충수절제술(맹장염)
- 자궁과 자궁부속기수술(악성종양 제외)
- 제왕절개
- 편도 및 아데노이드수술

16 **진료행위별 수가제의 장점은?**

① 의사의 노력에 대한 대가가 인정되며, 의학발전을 촉진시킨다.

② 건당 일정액을 받으므로 환자를 조속히 치료하게 된다.

③ 의사의 자격, 능력, 직위에 따라 수입이 결정된다.

④ 예방서비스에 중점을 두기 때문에 의료비 증가를 억제한다.

해설

행위수가제와 포괄수가제의 장점과 단점

구 분	행위수가제	포괄수가제
장 점	• 의사들의 환자진료의 재량권이 크고, 환자들은 최선의 진료를 받음 • 진료한 노력에 대한 대가가 인정됨 • 의학발전을 촉진시킴	• 과잉진료를 방지하여 의료비의 상승을 억제 • 진료비청구심사와 심사업무 편리 • 환자진료의 경제성 담보
단 점	• 과잉진료와 과잉투약으로 의료비상승 가능성 • 예방에 소홀 • 환자의 후송이 감소 • 단가가 높은 고급의료 쪽에만 치중	• 환자에 대한 의료서비스의 최소화와 규격화 • 치료의 난이도를 고려치 않음 • 신기술, 신의약품의 출현 시 적용이 곤란

17 **선택진료의 요건을 갖춘 재직의사가 100명일 경우 최대 몇 명까지 선택진료를 담당하는 의사로 지정할 수 있는가?**

① 50명

② 60명

③ 70명

④ 80명

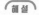 **해설**

선택진료의 요건을 갖춘 재직의사들 중 80%의 범위 내에서 선택진료를 담당하는 의사를 지정할 수 있다.

18 원무관리의 의의로 옳지 못한 것은?

① 원무란 병원의 사무를 줄여서 사용하는 용어이다.
② 병원의 목적달성을 위해 합리적으로 수행할 수 있게 하는 활동을 말한다.
③ 환자들을 위하여 행하는 제반 수속절차와 진료비관리, 환자진료업무 등을 말한다.
④ 의료보험청구 및 진료비 수납뿐만 아니라 병원전반의 사무업무를 총괄하는 용어이다.

> **해설**
> 환자진료업무는 의사의 업무에 해당한다.

19 원무관리자가 갖추어야 할 지식에 해당하지 않는 것은?

① 진료와 간호 등 병원업무에 대한 기본적인 지식
② 환자의 치료에 대한 지식
③ 진료과, 병명이나 약품명 및 수술명 등에 대한 기본적인 의학적 지식
④ 각종 제도의 실시에 따른 의료관련법규에 대한 지식

> **해설**
> 환자의 치료에 대한 지식은 의료진이 갖추어야 할 지식이다.

20 오늘날 원무관리의 발전요인으로 볼 수 없는 것은?

① 사회보장제도의 축소
② 병원규모의 대형화
③ 의료기술의 발전
④ 병원경영의 효율화

> **해설**
> 사회보장제도의 적용확대로 인하여 관련법령의 제정 및 공포에 따라 환자의 증가와 진료비 관리업무처리가 복잡해졌을 뿐만 아니라 업무량이 매우 증가하여 의료에 관한 사무의 확대 필요성과 별도 전문관리체계의 필요성이 대두되었다.

21 다음 중 창구대응업무에 해당하지 않는 것은?

① 입 · 퇴원수속
② 재원환자관리
③ 진료비수납
④ 증명서발급

원무관리의 분류

분 류	사 례
창구대응업무	• 진료안내 • 진료예약, 접수 • 입 · 퇴원수속 • 진료비계산 • 진료비수납 • 증명서발급
창구지원업무	• 의무기록관리 • 회계처리 • 환자고충처리 • 미수금관리 • 재원환자관리 • 진료비청구 • 병동행정업무 • 환자이송 · 회송
전반관리업무	• 원무행정전반 • 진료수가관리 • 의료보장제도 • 통계 · 분석 · 보고 • 진료지원

22 원무업무를 입원과 외래업무로 구분할 경우 외래업무가 아닌 것은?

① 진료의 예약 및 접수
② 진료비의 수납 및 환불
③ 병실의 배정 및 관리
④ 진료전달체계에 의한 구비서류 확인 및 접수

외래업무와 입원업무

외래업무	입원업무
• 진료신청서 접수 • 외래진료비와 예약접수비 수납 및 환불업무 • 의료전달체계에 의한 구비서류 접수 및 확인 • 재진환자 접수 시 변경사항을 입력 및 수정 • 분실한 진료카드 재발행 • 전화 및 FAX 예약 및 예약변경관리 • 종합적이고 다양한 전문안내기능 및 각종 진료편의 제공 • 각종 불편상담 • 대외 민원관련 공문처리 • 제증명 발급관리 업무수수료수납	• 입원수속 및 병상배정 • 입원수속과 관련된 구비서류접수 및 기재사항 확인대조 • 입원환자명단 기록관리 • 입원환자의 전과, 전실에 관한 수속관리 • 비보험 환자의 입원보증금 고지 • 일일, 주간, 월간 병실수급계획 수립 및 입원결정서 확인 • 입원수속과 관련된 구비서류 배부 및 작성요령 안내 • 입원예약일시 결정 후 입원접수증 발급

23 사망하였거나 생존가능성이 없는 환자로, 응급실 도착 당시 사망한 환자는?

① 긴급환자 ② 응급환자
③ 지연환자 ④ 비응급환자

해설
환자의 유형

긴급환자	• 빠른 시간 내에 치료하지 않으면 사망 또는 치명적 영향이 초래되는 환자
응급환자	• 몇 시간 내에 치료하지 않으면 사망 혹은 합병증 발생률이 높은 환자
지연환자	• 사망하였거나 생존가능성이 없는 환자로, 응급실 도착 당시 사망한 환자
비응급환자	• 몇 시간 후에 치료하더라도 생명에는 지장이 없다고 판단되는 경증환자

24 응급의료 등의 미수금의 대불청구는 진료종료일 또는 이송종료일부터 언제까지 하여야 하는가?

① 1년 이내   ② 2년 이내

③ 3년 이내   ④ 4년 이내

해설

응급의료 등의 미수금의 대불청구는 진료종료일 또는 이송종료일부터 3년 이내에 하여야 한다.

25 구급차의 이송처리료에 대한 설명으로 옳지 않은 것은?

① 구급차를 운용하는 의료기관 또는 응급환자이송업 허가를 받은 자가 구급차를 이용하여 환자를 이송한 경우에 적용한다.

② 응급의료수가기준에 의한 이송처치료기준액표에 따라 징수해야 하며 이외에 별도 산정 할 수 없다.

③ 일반구급차에 응급구조사, 의사, 간호사가 동승한 경우에는 기본요금의 50%를 가산한다.

④ 이송거리는 환자가 구급차에 실제로 탑승한 거리를 기준으로 하므로, 환자가 탑승하지 아니한 경우에는 왕복, 시외 또는 기타의 이유로 추가요금을 요구하거나 징수할 수 없다.

해설

일반구급차에 응급구조사, 의사, 간호사가 동승한 경우에는 기본요금의 25%를 가산한다.

26 일정기간 중 병원에서 실제 입원 또는 퇴원한 환자수를 평균 가동병상수로 나눈 지표는?

① 병상이용률   ② 평균재원율

③ 가동병상율   ④ 병상회전율

해설

주요 병원통계

병상이용률	• 연입원(퇴원) 환자수를 가동병상수 누계로 나누어 계산
가동병상수	• 병원이 환자를 입원시키기 위해 확보하고 있는 병상수
허가병상수	• 정부로부터 허가받은 병상수
병상회전율	• 일정기간 중 병원에서 실제 입원 또는 퇴원한 환자수를 평균 가동병상수로 나눈 지표

27 해당병원에 내원한 경험은 있으나 오늘 진료받기 위하여 내원한 진료과에는 처음 내원한 환자는?

① 신환환자   ② 초진환자
③ 재진환자   ④ 응급환자

해설

환자의 구분

신환환자	• 환자의 병원내원 경험에 따른 분류로 해당병원에 한 번도 내원한 적이 없으며 병원 개원 이후 해당병원에 처음 내원한 환자로 진찰권번호를 처음으로 부여받은 환자
초진환자	• 해당병원에 내원한 경험은 있으나 오늘 진료받기 위하여 내원한 진료과에는 처음 내원한 환자(환자가 장기간 내원하지 않아 의무기록이 폐기되었거나 또는 전산상의 자료가 없는 경우에도 초진환자로 본다)
재진환자	• 특정진료과에서 2회 이상 진료를 받은 환자

28 외래연인원 환자수에 대한 설명으로 옳지 않은 것은?

① 신환, 초진, 재진환자를 합한 수로 병원의 모든 외래환자를 의미한다.
② 응급실 환자수는 제외된 숫자이다.
③ 외래환자 한 명이 하루에 2개과에서 진찰을 받았더라도 한 명으로 계산한다.
④ 한 환자가 5회 통원치료를 받았을 경우 실외래 환자수는 한 명이지만, 연외래 환자수는 5명이다.

해설

외래환자 한 명이 하루에 2개과에서 진찰을 받았다면 두 명으로 계산한다.

29 일차보건의료에 대한 설명으로 옳지 못한 것은?

① 지역사회의 공동적인 노력이 요구되는 보건의료의 기본적인 초기단계를 의미한다.
② 무료로 제공되는 것이다.
③ 주민과 보건의료팀과의 접근성과 수용성이 필요하다.
④ 의사 혼자만이 아닌 보건의료팀을 통한 접근이 이루어져야 한다.

해설

주민들의 지불능력에 맞는 의료수가가 제공되어야 한다.

30 보건의료정보의 특성에 해당하지 않는 것은?

① 시기적절성   ② 신속성

③ 정확성   ④ 공개성

해설

보건의료정보의 특성

- 시기적절성
- 비밀의 보장성
- 정확성
- 무결성
- 신속성
- 간결성
- 정보사용자 요구에의 부합성

31 보건기획이 필요한 이유로 잘못 설명된 것은?

① 자원의 과잉에 의한 의료의 질 저하 우려

② 상충하는 가치 및 전략의 결정

③ 지식 및 기술의 검토 및 선택

④ 합리적인 결정수단을 제공

해설

각종 요구와 희소자원의 적정한 배분을 위해 보건기획이 필요하다.

32 우리나라 보건의료체계의 특징에 대한 설명으로 옳지 않은 것은?

① 전문의 수의 비율이 너무 적다.

② 예방중심의 의료서비스보다 치료중심의 의료서비스제공이 주가 되고 있다.

③ 의료자원의 분포가 지역적으로 불균형이 심하다.

④ 종합병원이 지나치게 비대화되었다.

해설

한국에서는 종합병원이 지나치게 비대화되어 있으며(46.6%), 급성기 병상은 지나치게 많으며, 보건의료시설의 지역별 수요와 공급이 매우 불균형하다(병상의 87.5%가 도시지역에 분포). 인력 역시 전문의가 과다하게 많고(65.1%), 대부분의 의사인력이 서울과 광역시에 몰려 있다(89.2%). 또한 의료공급체계가 붕괴되어 의료기관 간 수직적 기능분담이 마비되어 있다.

33 의료전달체계를 실시하는 목적으로 틀린 것은?

① 제한된 보건의료자원을 최대로 이용하는 데 있다.
② 공공부문의 의료기관에 환자를 집중시키는 데 있다.
③ 환자이송체계를 확립하여 의료의 효율성을 도모하는 데 있다.
④ 가벼운 질환은 1, 2차 의료기관에서 진료를 받도록 하는 데 있다.

해설
의료의 효율성을 도모하여 각 의료기관에 환자에 골고루 분배되어 적절한 진료를 받을 수 있도록 하는 것이 목적이다.

34 보건의료관리의 3요소에 해당하지 않는 것은?

① 리더십   ② 계 획
③ 의사결정   ④ 규 제

해설
보건의료관리의 3요소

리더십	• 보건의료체계를 바람직한 방향으로 변화시킬 수 있는 리더십이 필요하다.
의사결정	• 보건의료체계 내에서 이루어지는 기획, 실행과 실현, 감시 및 평가, 정보지원 등 모든 면에서 적절하고 바른 의사결정이 필요하다.
규 제	• 기본적 보건의료서비스를 모든 국민이 권리로서 이용하는 것을 보장하는 한편, 불필요한 낭비를 막기 위해서도 법을 통한 규제가 필요하다.

35 보건의료자원에 해당하지 않는 것은?

① 보건의료마케팅
② 보건의료인력
③ 보건의료시설
④ 보건의료지식

해설
보건의료자원에는 보건의료인력, 보건의료시설, 보건의료장비 및 물자, 보건의료지식 등이 있다.

36 다음 중 군인의 건강관리를 담당하는 중앙정부조직은?

① 노동부
② 교육부
③ 행정안전부
④ 국방부

군인의 건강관리를 담당하는 중앙조직은 국방부이다.

37 보건의료재정 중 공공재원에 해당하지 않는 것은?

① 중앙정부
② 지방자치단체
③ 의료보험기구
④ 자선단체

해설
자선단체나 민간보험은 조직화된 민간기관에 의한 재원에 해당한다.

38 보건사업을 평가하는 목적에 해당하지 않는 것은?

① 보건사업의 수익을 극대화한다.
② 사업의 효율성을 제고한다.
③ 사업운영과정에 대한 모니터링체계를 구축한다.
④ 보건사업 담당자의 업무능력을 배양한다.

해설
보건사업은 다른 사업과 달리 수익의 극대화를 추구하지 않는다.

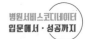

39 의료전달체계가 대두된 가장 중요한 이유는?

① 의학의 발전
② 의료의 효율성 제고
③ 의료수익의 극대화
④ 민간의료의 발달

해설

의료전달체계가 대두된 가장 중요한 이유는 환자후송체계를 확립하여 의료의 효율성을 도모하기 위해서이다.

40 2차 의료기관에 대한 설명으로 옳은 것은?

① 의원, 보건소, 보건지소, 보건진료소, 모자보건센터, 조산소 등을 말한다.
② 기본 5개과 이상의 진료과목과 전문의를 갖춘 기관이다.
③ 두 개 이상 전문 과목의 30병상 이상의 전문과 의원이다.
④ 500병상 이상의 의과대학 부속병원 또는 종합병원이어야 한다.

해설

2차 의료기관
• 기본 4개과 이상의 진료과목과 전문의를 갖춤
• 외래 및 입원환자 진료를 위한 시설과 보조인력 필요
• 30병상 이상의 병원, 500병상 미만의 종합병원, 병원화보건소, 2개 이상 전문과목의 30병상 이상의 전문과의원

41 보건소에 대한 다음 설명 중 옳지 않은 것은?

① 국가 보건행정의 합리적 운영과 국민보건의 향상을 도모하기 위한 의료기관이다.
② 지방자치단체장의 규칙이 정하는 바에 따라 전국의 시·군·구별로 1개소씩에 설치한다.
③ 행정구역과 거주인구 등에 따라 대도시형·중도시형·소도시형으로 구분한다.
④ 공공부문의 지역보건활동에 중추적 역할을 담당한다.

해설

지방자치단체의 조례가 정하는 바에 따라 전국의 시·군·구별로 1개소씩에 설치한다.

42 보건소의 주요업무에 해당하지 않는 것은?

① 의료기관 개설 신고
② 감염병의 예방 및 관리
③ 모성과 영유아의 건강유지 · 증진
④ 영양관리사업

> **해설**
> 의원 · 치과의원 · 한의원 또는 조산원을 개설하려는 자는 시장 · 군수 · 구청장에게 신고하여야 한다. 종합병원 · 병원 · 치과병원 · 한방병원 또는 요양병원을 개설하려면 시 · 도 의료기관개설위원회의 심의를 거쳐 시 · 도지사의 허가를 받아야 한다.

43 다음이 설명하고 있는 우리나라 제도는?

> • 비용 전액을 국민이 내는 조세로 조달한다.
> • 인간적인 삶을 위한 최소생활보장을 제공하기 위한 것이다.

① 국민연금　　　　　　　　　② 의료급여
③ 개인연금　　　　　　　　　④ 고용보험

> **해설**
> 사회보험과 공공부조의 구별기준은 재원의 출처가 어딘가에 따라 구분할 수 있다. 즉, 사회보험은 수익자 부담원칙에 의하여 가입자의 보험료로 충당한다. 그러나 공공부조는 보험료를 낼 여유도 없을 정도로 가난하기 때문에 국가가 전액부담한다.

44 국민의 경제생활보호를 목적으로 하는 사회보험을 설명한 것이다. 내용이 다른 것은?

① 보험료를 지불할 능력이 있는 국민을 대상으로 한다.
② 보험료를 지불할 능력이 없는 계층을 대상으로 한다.
③ 의료, 질병, 실업, 노동재해, 폐질 등을 개별적으로 제도화하였다.
④ 기여금으로 재정을 확보한다.

> **해설**
> 사회보험은 모든 국민을 대상으로 보험료를 지불할 능력이 있는 사람에게만 적용되지만 공적부조는 보험료를 지불할 능력이 없는 계층을 대상으로 한다.

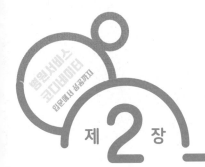

제2장 의료법규

01 / 공중보건에 대한 이해

1. 개 요

(1) 의 의

① 지역사회에서 사회적 노력을 통하여 질병을 예방하고 주민 모두의 건강을 유지하고 증진시키기 위한 기술이다.

② 공중보건의 최소단위는 지역사회이다.

③ 환경위생의 개선, 감염병의 예방, 개인위생의 원리에 기초를 둔 위생교육을 실시한다.

④ 질병의 조기진단과 예방을 위한 의료 및 간호업무를 조직화하는 것이다.

⑤ 신체적, 정신적 효율을 증진시키는 기술이며 과학이다.

⑥ 조사망률은 보건수준평가의 대표적인 지표이다.

(2) 공중보건학의 범위

구 분	내 용
환경관리 분야	• 환경위생, 환경오염, 산업보건, 식품위생
역학 및 질병관리 분야	• 역학, 감염병관리, 기생충관리, 비감염병관리 등
보건관리 분야	• 보건행정, 보건교육, 모자보건, 가족계획, 학교보건, 의료보장제도, 보건영양, 인구보건, 보건통계, 정신보건, 사고관리 등
기타 분야	• 보건의료정보관리, 약물남용, 건강증진 등

2. 공중보건수준의 평가기준

(1) 조사망률

인구 1천 명당 1년간 사망자수

(2) 영아사망률

출생 후 1년 이내(365일 미만) 사망아수를 해당 연도의 출생아수로 나눈 수치를 1,000분비로 표시

(3) 비례사망지수

연간 총 사망자수 중에서 연간 50세 이상 사망자수가 차지하는 비율(비례사망지수=50세 이상 사망자수/연간 전체 사망자수이다. 비례사망지수가 낮다는 것은 전체 사망자 중 50세 미만 인구의 사망자가 많다는 것이므로 어린 연령층의 사망에 더욱 관심을 가져야 하며, 비례사망 지수가 높다는 것은 50세 이상 인구의 사망자수가 많다는 뜻이므로 건강수준은 좋은 것으로 판단됨)

(4) 유아사망률

인구 1천 명당 5세 미만의 유아사망률

(5) 모성사망률

임신과 분만관련 합병증 등으로 출생아 10만 명당 사망하는 여성의 수

(6) 평균여명

어떤 연령의 사람이 장래 살 수 있는 연도를 통계상 기대할 수 있는 기대치를 표시한 것

(7) 사인별 사망률

인구 10만 명당 사인별 사망률을 표시한 것

3. 건강의 개념

(1) 의 의

① 과거에는 육체적 · 정신적으로 질병이나 이상이 없고, 개인적으로 정상적인 생활을 영위할 수 있는 신체상태를 말한다.

② 현재는 각 개인의 사회생활에 있어서 각 개인의 역할을 충분히 수행하는 상태를 말한다.

③ 인종, 종교, 정치, 경제 등의 상태를 불문하고 고도의 건강을 누릴 수 있는 상태를 포함한다.

(2) 세계보건기구(WHO)

① '건강이란 질병이 없거나 허약하지 않은 것만 말하는 것이 아니라 신체적, 정신적, 사회적으로 완전히 안녕한 상태에 놓여 있는 것'이라고 정의하였다.

② WHO(세계보건기구)의 건강지표

평균여명	• 어떤 연령의 사람이 장래 평균해서 살 수 있는 연도의 기대치
비례사망지수	• 50세 이상의 사망 수/총 사망수×100 • 지수가 높다는 것은 그 지역사회의 건강수준이 높음을 의미함
조사망률	• 인구 1,000명당 1년간 총 사망 수
유아사망률	• 정상 출산 유아 1천 명당 5세가 되기 전 숨지는 아동의 수

(3) 건강의 구체적 요소

① 육체적인 형태적 요소(신장, 체중과 같은 외형적 계측값이나 내장의 여러 기관 등)

② 기능적 요소(여러 기관의 생리기능이나 종합적인 체력 등)

③ 정신기능적 요소

4. 질 병

(1) 개 요

① 심신의 전체 또는 일부가 일차적 또는 계속적으로 장애를 일으켜서 정상적인 기능을 할 수 없는 상태

② 질병의 구분

감염성질환	• 바이러스, 세균, 곰팡이, 기생충 • 병원체와 병원체가 증식하고 생활하는 장소인 병원소가 있다. • 동물이나 인간에게 전파, 침입하여 질환을 일으킨다. • 질환을 일으키는 병원체가 명확하고 중요하다.
비감염성질환	• 대표적인 성인질환 : 고혈압, 당뇨 등 • 발현기간이 길어 만성적 경과를 나타낸다. • 감염성질환보다 중요성이 더욱 커지고 있다. • 질환의 원인은 명확히 밝혀지지 않은 경우가 많다. • 위험인자가 복합적으로 질환을 유발시키는데 관여한다.

③ 질병의 발생요인

숙주(인간)	• 연령, 성별, 생활습관, 선천적 · 후천적 저항력, 종족, 면역, 직업, 개인위생, 건강상태, 영양상태 등
병인(병원체)	• 질병의 근원, 세균, 리케치아, 바이러스, 기생충 등의 미생물
환 경	• 물리적 · 생물학적 · 사회적 · 문화적 · 경제적 환경 등

④ 질병의 발생단계

비병원성기	• 감염 전의 상태로 적극적인 예방이 필요한 시기이다(환경개선, 건강증진).
초기병원성기	• 질병의 초기단계이다(예방접종, 특수예방 등 소극적 예방).
불현성감염기	• 질병에 감염은 되었으나 자각증상이 나타나지 않는 시기이다(집단검진, 정기적 접종).
발현성질환기	• 증상이 나타나는 시기이다(진단과 치료가 필요).
회복기	• 질병이 회복단계에 드는 시기이다.

(2) 성인병

① 의 의

주로 성인과 노인에게 많이 발생하는 주요질환으로 성년기 이후에 노화와 더불어 점차 많이 발생하는 비감염성의 만성퇴행성질환 및 기능장애 등을 말한다.

② 특 성

　㉠ 노화와 더불어 진행하는 생활습관병으로 만성퇴행성질환이다.

　㉡ 뚜렷한 증상이나 증후를 느끼지 못하고 진행되는 경우가 있다.

　㉢ 주로 40대 이후 발생빈도가 증가하고 발병연령이 점차 낮아지고 있다.

　㉣ 반복성이 높으며 신체 전 기관에 복합적인 영향을 준다.

　㉤ 한 가지 원인이 아닌 복합적인 원인으로 발생한다.

③ 주요원인

　㉠ 불규칙한 식생활습관

　㉡ 인스턴트식품 및 패스트푸드 식사

　㉢ 환경오염

　㉣ 음주 및 흡연

　㉤ 과도한 스트레스

　㉥ 비 만

　㉦ 운동부족

④ 5대 성인병 : 고혈압, 당뇨병, 동맥경화증 및 관상동맥경화증, 뇌졸중, 심장병

⑤ 성인병의 조기발견 사업

구 분	특 징
목 적	• 조기발견 • 질병의 역학적 연구 • 질병발생기전 구명 • 보건교육에의 활용
대 상	• 외견상 건강자 • 전체집단검진(인간집단 전체 대상) • 선별집단검진(위험집단을 대상)

(3) 감염병

① 정 의

　㉠ 원충, 진균, 세균, 스피로헤타, 리케치아, 바이러스 등의 병원체가 이에 감염된 인간이나 동물로부터 직접적으로 또는 모기, 파리와 같은 매개동물이나 음식물, 수건, 혈액 등과 같은 비동물성 매개체에 의해 간접적으로 면역이 없는 인체에 침입하여 증식함으로써 일어나는 질병을 말한다.

　㉡ 병원체-병원소-병원체로부터의 탈출-전파-새로운 숙주로의 침입-숙주의 감수성의 6개 요소가 연쇄적으로 작용하며, 이 6개 요소 중 어느 한 가지만 차단되어도 감염병은 발생하지 않는다.

② 병원체

　　㉠ 특 징

- 숙주와 기생, 상리공생, 편리공생을 하면서 증식한다.
- 감염병의 감염이나 발병에 관여한다.
- 독성이 있다.
- 발병력(병인성) : 병원체가 숙주에 질병을 일으키는 능력이 있다.
- 독소와 독소생산성 : 미생물의 대사산물이나 구성 성분 중에 미량으로 극히 유해한 물질을 독소라 하고, 독성물질을 생산할 수 있는 미생물의 능력을 독소생산성이라 한다.
- 감염력(전염력) : 병원체가 숙주에 침입하여 알맞은 기관에 자리 잡고 증식하는 능력이 있다.

　　㉡ 종 류

세 균	• 콜레라, 장티푸스, 디프테리아, 결핵, 한센병, 백일해 등
바이러스	• 소아마비, 홍역, 유행성이하선염, 일본뇌염, 광견병, 에이즈, 중증급성호흡기증후군, 간염 등
리케치아	• 발진티푸스, 발진열, 양충병 등
기생충	• 회충, 구충, 간디스토마, 유구조충, 이질아메바 등

③ 병원소 : 질병의 감염 및 발병에 관여하며 인간병원소, 동물병원소, 환경병원소 등이 있다.

　　㉠ 인간병원소

환 자	현성감염자	• 병원체에 감염되어 자각적 또는 타각적으로 임상적인 증상을 보이는 환자로 대표적인 예는 홍역이다.
	불현성감염자	• 병원체에 의해서 감염되었으나 임상적인 증상이 미약하여 그냥 넘어가기 쉬운 환자→세균성 이질, 콜레라, 장티푸스 등
보균자	• 잠복기보균자, 회복기보균자, 건강보균자로 구분	

　　㉡ 동물병원소

소	• 결핵, 파상열, 보툴리즘, 탄저, 살모넬라증
돼 지	• 일본뇌염, 렙토스피라증, 탄저, 살모넬라증
양	• 파상열, 보툴리즘, 탄저
개	• 광견병, 톡소프라스마증
말	• 유행성뇌염, 탄저, 살모넬라증
쥐	• 페스트, 발진열, 렙토스피라증, 쯔쯔가무시병, 살모넬라증
고양이	• 톡소프라스마증, 살모넬라증

ⓒ 환경병원소 : 오염된 토양, 수질 등이 해당된다.

④ 숙주(인간)의 감수성과 면역

　ⓐ 감수성 : 숙주에 침입한 병원체에 대하여 감염이나 발병을 막을 수 없는 상태이다.

　ⓑ 면역 : 어떤 특정한 감염균에 대하여 자기 몸을 방어하며, 임상적인 증상을 없애거나 가볍게 하는 능력을 말하며 능동면역과 수동면역으로 구분된다.

구 분		의 의
능동면역	자연능동면역	• 질환에 이환 후 형성되는 면역
	인공능동면역	• 인위적으로 항원을 체내투입해서 항체를 생성하는 면역
수동면역	자연수동면역	• 모체로부터 태반이나 수유를 통해 받은 면역
	인공수동면역	• 감마글로불린 안티톡신 등 인공제제를 접종하여 얻은 면역

⑤ 감염병의 분류(감염병의 예방 및 관리에 관한 법률 제2조)

구 분	내 용	종 류
제1급감염병	• 생물테러감염병 또는 치명률이 높거나 집단 발생의 우려가 커서 발생 또는 유행 즉시 신고하여야 하고, 음압격리와 같은 높은 수준의 격리가 필요한 감염병	• 에볼라바이러스병, 마버그열, 라싸열, 크리미안콩고출혈열, 남아메리카출혈열, 리프트밸리열, 두창, 페스트, 탄저, 보툴리눔독소증, 야토병, 신종감염병증후군, 중증급성호흡기증후군(SARS), 중동호흡기증후군(MERS), 동물인플루엔자 인체감염증, 신종인플루엔자, 디프테리아
제2급감염병	• 전파가능성을 고려하여 발생 또는 유행 시 24시간 이내에 신고하여야 하고, 격리가 필요한 감염병	• 결핵, 수두, 홍역, 콜레라, 장티푸스, 파라티푸스, 세균성이질, 장출혈성대장균감염증, A형간염, 백일해, 유행성이하선염, 풍진, 폴리오, 수막구균 감염증, b형헤모필루스인플루엔자, 폐렴구균 감염증, 한센병, 성홍열, 반코마이신내성황색포도알균(VRSA) 감염증, 카바페넴내성장내세균속균종(CRE) 감염증, E형간염
제3급감염병	• 그 발생을 계속 감시할 필요가 있어 발생 또는 유행 시 24시간 이내에 신고하여야 하는 감염병	• 파상풍, B형간염, 일본뇌염, C형간염, 말라리아, 레지오넬라증, 비브리오패혈증, 발진티푸스, 발진열, 쯔쯔가무시증, 렙토스피라증, 브루셀라증, 공수병, 신증후군출혈열, 후천성면역결핍증(AIDS), 크로이츠펠트-야콥병(CJD) 및 변종크로이츠펠트-야콥병(vCJD), 황열, 뎅기열, 큐열, 웨스트나일열, 라임병, 진드기매개뇌염, 유비저, 치쿤구니야열, 중증열성혈소판감소증후군(SFTS), 지카바이러스 감염증

제4급감염병	• 제1급감염병부터 제3급감염병까지의 감염병 외에 유행 여부를 조사하기 위하여 표본감시 활동이 필요한 감염병	• 인플루엔자, 매독, 회충증, 편충증, 요충증, 간흡충증, 폐흡충증, 장흡충증, 수족구병, 임질, 클라미디아감염증, 연성하감, 성기단순포진, 첨규콘딜롬, 반코마이신내성장알균(VRE) 감염증, 메티실린내성황색포도알균(MRSA) 감염증, 다제내성녹농균(MRPA) 감염증, 다제내성아시네토박터바우마니균(MRAB) 감염증, 장관감염증, 급성호흡기감염증, 해외유입기생충감염증, 엔테로바이러스감염증, 사람유두종바이러스 감염증
기생충감염병	• 기생충에 감염되어 발생하는 감염병 중 질병관리청장이 고시하는 감염병	
세계보건기구 감시대상 감염병	• 세계보건기구가 국제공중보건의 비상사태에 대비하기 위하여 감시대상으로 정한 질환으로서 질병관리청장이 고시하는 감염병	
생물테러감염병	• 고의 또는 테러 등을 목적으로 이용된 병원체에 의하여 발생된 감염병 중 질병관리청장이 고시하는 감염병	
성매개감염병	• 성 접촉을 통하여 전파되는 감염병 중 질병관리청장이 고시하는 감염병	
인수공통감염병	• 동물과 사람 간에 서로 전파되는 병원체에 의하여 발생되는 감염병 중 질병관리청장이 고시하는 감염병	
의료관련감염병	• 환자나 임산부 등이 의료행위를 적용받는 과정에서 발생한 감염병으로서 감시활동이 필요하여 질병관리청장이 고시하는 감염병	

(4) 역 학

① 의 의

인간집단을 대상으로 질병의 발생이나 분포 및 유행경향을 밝히고 원인을 규명함으로써 그 질병에 대한 예방대책을 강구할 수 있도록 하는 데 목적을 둔 학문을 말한다.

② 역학의 역할

ㄱ 질병발생의 원인 규명 역할

ㄴ 질병발생과 유행의 감시 역할

ㄷ 보건사업의 기획과 평가자료 제공 역할

ㄹ 질병의 자연사를 연구하는 역할

ㅁ 임상분야에 활용하는 역할

5. 산업보건

(1) 의 의

① 모든 사업장의 근로자 및 직업인들이 육체적 · 정신적 · 사회적 안녕을 최고도로 증진 · 유지 되도록 하는데 있다.
② 작업조건으로 인한 질병을 예방한다.
③ 건강에 유해한 취업을 방지하고, 적합한 작업환경에 배치한다.
④ 직업이 인체에 미치는 영향을 명백히 하고 예방조치를 강구한다.
⑤ 작업능률을 향상시키고 노동의 재생산성을 확보한다.

(2) 산업보건의 목표

① 근로자의 정신적 · 신체적 · 사회적 건강의 증진을 도모한다.
② 합리적인 노동조건 및 환경의 설정을 통한 건강유지 및 증진을 도모한다.
③ 철저한 사업장 환경관리를 통해 유해요인에 기인한 사고를 사전에 예방한다.
④ 정신적 · 육체적 적성에 맞는 직종에의 종사를 통한 사고예방 및 작업능률의 향상을 기한다.

(3) 사업주의 의무

① 산업재해예방을 위한 법적 기준을 준수한다.
② 사업장의 안전 · 보건에 관한 정보를 근로자에게 제공한다.
③ 근로조건을 개선하여 적절한 작업환경을 조성함으로써 신체적 피로와 정신적 스트레스 등 으로 인한 건강장해를 예방함과 동시에 근로자의 생명을 지키고 안전 및 보건을 유지 · 증 진시켜야 한다.
④ 국가에서 시행하는 산업재해예방 시책에 따라야 한다.

(4) 산업보건의 임무

① 산업재해 예방
② 직업병 예방
③ 작업장 환경관리

(5) 노동근로시간

① 1주간의 근로시간은 휴게시간을 제외하고 40시간을 초과할 수 없다.
② 1일의 근로시간은 휴게시간을 제외하고 8시간을 초과할 수 없다.

(6) 피로 예방대책

① 작업환경의 정비
② 근로조건의 개선
③ 작업량의 합리적이고 체계적인 배분

6. 학교보건

(1) 학교보건법의 목적

① 학교의 보건관리에 필요한 사항을 규정한다.
② 학생과 교직원의 건강을 보호 · 증진함을 목적으로 한다.

(2) 학교보건이 중요한 이유

① 학생 인구가 전 인구의 1/4이다.
② 간접적 보건교육이 가능하다. 간접적 보건교육이란 학생들이 환경관리, 학교급식, 신체검사, 예방접종, 체육활동 등 일상적인 학교생활을 하면서 간접적으로 받게 되는 보건교육을 말한다.
③ 학생은 배우려는 의욕이 있다.
④ 학교교육의 교육적 효율을 향상시키기 위함이다.

(3) 건강상담 대상학생

① 건강평가 결과 계속적인 관찰을 필요로 하는 학생
② 심신에 이상이 있는 학생
③ 학부모의 요청이 있는 학생
④ 각종 교육활동이나 체육행사 등 학교행사에 참여 여부를 결정하기 위한 학생

(4) 기타 관리 활동

① 감염병 예방 및 결핵예방법 등에 명시된 질병들을 중심으로 법이 규정한 내용 충실히 이행하여야 한다.
② 유치가 영구치로 교환되는 학동기에 있어서 구강보건은 매우 중요하다.

7. 환경위생

(1) 의 의

① 환경위생이란 인간의 물질적인 생활환경에 있어서 신체발육, 건강 및 생존에 유용한 영향을 주는 요소 또는 그 가능성이 있는 일체의 요소를 제어하는 것을 의미한다.

② 환경은 자연적 환경과 사회적 환경으로 구분된다.

자연적 환경	• 기후, 공기, 물, 토양, 광선, 소리(이화학적 환경), 병원미생물, 위생해충 및 쥐(생물학적 환경)
사회적 환경	• 의복, 주택, 위생시설(인위적 환경), 정치, 경제, 종교, 교육(문화적 환경)

(2) 일 광

① 자외선(10~4,000 Å)

　㉠ 생명선(Dorno-ray) : 2,900~3,200 Å

　㉡ 자외선량 : 하루 중 정오가 최대, 7~9월 많고, 적도부근, 고지대, 농어촌, 쾌청한 날에 많다.

　㉢ 인체에 대한 자외선의 작용

장애 작용	• 피부홍반 및 색소침착, 심하면 부종, 수포, 피부박리, 결막염, 설안염, 피부암 발생
긍정적 작용	• 비타민 D 형성, 구루병 예방, 피부결핵, 관절염치료, 신진대사촉진, 적혈구생성촉진, 혈압강하작용, 살균작용(2,600~2,800 Å)

② 가시광선(3,800~7,700 Å)

　㉠ 망막을 자극하여 물체식별 및 색채구별

　㉡ 너무 강하면 시력장애 및 암순응능력 저하를 일으킴

③ 적외선(7,800 Å 이상)

　㉠ 열작용을 하기 때문에 열선이라 함

　㉡ 피부온도의 상승, 혈관확장, 피부홍반 등 작용, 과량조사 시 두통, 현기증, 열경련, 열사병 원인

(3) 공 기

① 공기의 정상성분

　㉠ 성인이 하루 필요한 음용수는 2ℓ, 음식품은 1.5 kg, 공기는 13 kℓ가 필요하다.

　㉡ 해발 10 km 내의 공기는 99% 전후가 산소(20.93%)와 질소(78.10%)로 구성된다.

② 군집독

ㄱ 다수인이 밀집한 곳에서 화학적 조성이나 물리적 조성의 큰 변화를 일으켜 불쾌감, 두통, 권태, 현기증, 구기, 구토, 식욕저하 등의 생리적 이상을 일으키는 현상이다.

ㄴ 인자 : 주로 취기, 온도, 습도, 기류, 연소가스(CO, CO_2 등), 공기, 이온, 분진 등

③ 산소(O_2)와 건강

ㄱ 산소는 생체호흡 시 영양소의 연소에 소비된다.

ㄴ 산소함유량과 건강

공기 중 산소함유량	내 용
21% 전후	• 인체는 가장 원활하고 정상적으로 활동이 가능함
공기 중 10% 이하	• 호흡곤란
공기 중 7% 이하	• 사 망
산소결핍	• 저산소증(고산등산가, 비행가, 탄광광부)
산소중독	• 폐부종, 충혈, 서맥, 저혈압, 폐출혈 등

④ 이산화탄소(CO_2)와 건강

ㄱ 실내 공기오염 정도의 지표

ㄴ 이산화탄소 함유량과 건강

공기 중 CO_2 함유량	내 용
3% 이상	• 불쾌감
6% 이상	• 호흡횟수가 현저히 증가
7% 이상	• 호흡곤란
10% 이상	• 의식상실-사망

⑤ 일산화탄소(CO)와 건강

ㄱ 무색, 무취, 무자극성의 맹독성 기체

ㄴ 혈중 헤모글로빈(Hb)과의 친화성이 산소에 비하여 210~300배 정도로 강하여 혈중산소 농도를 저하시켜 무산소증을 일으킨다.

ㄷ 혈중 COHb 포화도 10% 미만이어야 하며, 50%는 구토증, 60%는 혼수, 70% 이상은 사망에 이른다.

⑥ 질소(N_2)와 건강

ㄱ 정상기압에서는 직접적인 피해가 없지만 4기압 이상에서는 마취작용이 일어나고 10기압 이상일 때는 의식상실로 사망할 수 있다.

ⓛ 잠함병 : 고압으로부터 급속히 감압할 때 혈액 속의 질소가 기포를 형성하여 모세혈관에 혈전현상을 일으키는 병이다.

(4) 주요환경의 변화현상

① 오존층 파괴

ⓐ 지상으로부터 15~30 km 높이의 성층권에 있는 오존층의 오존이 파괴되어 그 밀도가 낮아지는 현상을 말한다.

ⓑ 남극과 북극의 오존층 파괴에 가장 큰 영향을 주는 주된 물질은 염화플루오린화탄소 (CFCs)이며, 오존층이 파괴되면 지구에 도달하는 자외선이 많아져 피부암 등을 유발하며, 생물체에 치명적인 영향을 미친다.

② 지구온난화(Global Warming)

ⓐ 태양에서 지구로 오는 빛 에너지 중에서 약 34%는 구름이나 먼지 등에 의해 반사되고, 지표면에는 44% 정도만 도달한다. 지구는 도달한 태양에너지 중 일부를 적외선 형태로 방출하는데, 이 과정에서 온실가스가 적외선 파장의 일부를 외부로 나가지 못하게 흡수한다. 적외선을 흡수한 온실가스 내 구성분자는 에너지가 높아진 상태가 되고, 안정상태로 돌아가기 위해 높아진 에너지를 외부로 다시 방출하는데 이 에너지에 의해 지구의 온도가 올라가는 것이다.

ⓑ 온난화의 원인이 되는 온실가스에는 이산화탄소, 메탄, 아산화질소, 수소화불화탄소류, 과불화탄소류, 육불화황, 오존, 수증기 등이 있다.

③ 엘니뇨현상(El Niño)

ⓐ 열대 태평양 적도부근에서 남미해안으로 흐르는 무역풍과 상호작용하여 해수면의 온도가 높아지는 현상을 말한다.

ⓑ 엘니뇨의 영향은 기상, 어업, 경제 등 여러 방면에 영향을 주지만 특히 홍수나 가뭄을 야기한다.

④ 열섬현상(Heat Island Effect)

도시공기의 오염으로 인하여 도심의 온도가 변두리보다 약 5~10℃ 정도 높아지고 도시주변의 찬 공기가 지표로 흐르게 되는 현상을 말한다.

02 / 의료법규에 대한 이해

1. 보건의료기본법

(1) 목적(법 제1조)

① 보건의료에 관한 국민의 권리·의무와 국가 및 지방자치단체의 책임을 정하고 보건의료의 수요와 공급에 관한 기본적인 사항을 규정한다.
② 보건의료의 발전과 국민의 보건 및 복지의 증진에 이바지하는 것을 목적으로 한다.

(2) 정의(법 제3조)

보건의료	• 국민의 건강을 보호·증진하기 위하여 국가·지방자치단체·보건의료기관 또는 보건의료인 등이 행하는 모든 활동
보건의료서비스	• 국민의 건강을 보호·증진하기 위하여 보건의료인이 행하는 모든 활동
보건의료인	• 보건의료 관계법령에서 정하는 바에 따라 자격·면허 등을 취득하거나 보건의료서비스에 종사하는 것이 허용된 자(의사, 치과의사, 한의사, 조산사, 간호사, 약사, 재활치료사, 영양사, 위생사, 보건행정요원 및 기타 인력 등)
보건의료기관	• 보건의료인이 공중(公衆) 또는 특정다수인을 위하여 보건의료서비스를 행하는 보건기관, 의료기관, 약국, 그 밖에 대통령령으로 정하는 기관
공공보건의료기관	• 국가·지방자치단체, 그 밖의 공공단체가 설립·운영하는 보건의료기관
보건의료정보	• 보건의료와 관련한 지식 또는 부호·숫자·문자·음성·음향·영상 등으로 표현된 모든 종류의 자료

(3) 보건의료에 관한 국민의 권리

① 건강권 등(법 제10조)
　㉠ 모든 국민은 이 법 또는 다른 법률에서 정하는 바에 따라 자신과 가족의 건강에 관하여 국가의 보호를 받을 권리를 가진다.
　㉡ 모든 국민은 성별, 나이, 종교, 사회적 신분 또는 경제적 사정 등을 이유로 자신과 가족의 건강에 관한 권리를 침해받지 아니한다.
② 보건의료에 관한 알 권리(법 제11조)
　㉠ 모든 국민은 관계법령에서 정하는 바에 따라 국가와 지방자치단체의 보건의료시책에 관한 내용의 공개를 청구할 권리를 가진다.
　㉡ 모든 국민은 관계법령에서 정하는 바에 따라 보건의료인이나 보건의료기관에 대하여 자신의 보건의료와 관련한 기록 등의 열람이나 사본의 교부를 요청할 수 있다.

③ 보건의료서비스에 관한 자기결정권(법 제12조)

모든 국민은 보건의료인으로부터 자신의 질병에 대한 치료 방법, 의학적 연구 대상 여부, 장기이식여부 등에 관하여 충분한 설명을 들은 후 이에 관한 동의여부를 결정할 권리를 가진다.

④ 비밀보장(법 제13조)

모든 국민은 보건의료와 관련하여 자신의 신체상·건강상의 비밀과 사생활의 비밀을 침해받지 아니한다.

(4) 평생국민건강관리체계

① 평생국민건강관리사업(법 제31조)

국가와 지방자치단체는 생애주기별 건강상 특성과 주요 건강위험요인을 고려한 평생국민건강관리를 위한 사업을 시행하여야 한다.

② 여성과 어린이의 건강증진(법 제32조)

국가와 지방자치단체는 여성과 어린이의 건강을 보호·증진하기 위하여 필요한 시책을 강구하여야 한다. 이 경우 여성의 건강증진시책에 연령별 특성이 반영되도록 하여야 한다.

③ 노인의 건강증진(법 제33조)

국가와 지방자치단체는 노인의 질환을 조기에 발견하고 예방하며, 질병 상태에 따라 적절한 치료와 요양이 이루어질 수 있도록 하는 등 노인의 건강을 보호·증진하기 위하여 필요한 시책을 강구하여야 한다.

④ 장애인의 건강증진(법 제34조)

국가와 지방자치단체는 선천적·후천적 장애가 발생하는 것을 예방하고 장애인의 치료와 재활이 이루어질 수 있도록 하는 등 장애인의 건강을 보호·증진하기 위하여 필요한 시책을 강구하여야 한다.

⑤ 학교보건의료(법 제35조)

국가와 지방자치단체는 학생의 건전한 발육을 돕고 건강을 보호·증진하며 건강한 성인으로 성장하기 위하여 요구되는 생활습관·정서 등을 함양하기 위하여 필요한 시책을 강구하여야 한다.

⑥ 산업보건의료(법 제36조)

국가는 근로자의 건강을 보호·증진하기 위하여 필요한 시책을 강구하여야 한다.

⑦ 환경보건의료(법 제37조)

국가와 지방자치단체는 국민의 건강을 보호·증진하기 위하여 쾌적한 환경의 유지와 환경오염으로 인한 건강상의 위해 방지 등에 필요한 시책을 강구하여야 한다.

⑧ 기후변화에 따른 국민건강영향평가 등(법 제37조의2)

　㉠ 질병관리청장은 국민의 건강을 보호·증진하기 위하여 지구온난화 등 기후변화가 국민건강에 미치는 영향을 5년마다 조사·평가(이하 "기후보건영향평가"라 한다)하여 그 결과를 공표하고 정책수립의 기초자료로 활용하여야 한다.

안심Touch

       ⓒ 질병관리청장은 기후보건영향평가에 필요한 기초자료 확보 및 통계의 작성을 위하여 실태조사를 실시할 수 있다.

       ⓒ 질병관리청장은 관계 중앙행정기관의 장, 지방자치단체의 장 및 보건의료 관련 기관이나 단체의 장에게 기후보건영향평가에 필요한 자료의 제공 또는 제2항(ⓒ)에 따른 실태조사의 협조를 요청할 수 있다. 이 경우 자료제공 또는 실태조사 협조를 요청받은 관계 중앙행정기관의 장 등은 정당한 사유가 없으면 이에 따라야 한다.

       ⓔ 기후보건영향평가와 실태조사의 구체적인 내용 및 방법 등에 필요한 사항은 대통령령으로 정한다.

   ⑨ 식품위생 · 영양(법 제38조)

     국가와 지방자치단체는 국민의 건강을 보호 · 증진하기 위하여 식품으로 인한 건강상의 위해방지와 국민의 영양상태의 향상 등에 필요한 시책을 강구하여야 한다.

2. 의료법

(1) 목적(법 제1조)

   ① 모든 국민이 수준 높은 의료혜택을 받을 수 있도록 국민의료에 필요한 사항을 규정한다.

   ② 국민의 건강을 보호하고 증진하는 데에 목적이 있다.

(2) 의료인(법 제2조 및 기타)

   ① 보건복지부장관의 면허를 받은 자

   ② 종류 : 의사, 치과의사, 한의사, 조산사, 간호사

   ③ 기타 의료인

한지의료인(법 제79조)	• 허가 받은 지역에서 10년 이상 의료업무에 종사한 경력이 있는 자 • 한지 의사, 한지 치과의사, 한지 한의사
간호조무사(법 제80조)	• 보건복지부령으로 정하는 교육과정을 이수하고 간호조무사 국가시험에 합격한 후 보건복지부장관의 자격인정
의료유사업자(법 제81조)	• 접골사, 침사, 구사
의료지도원(법 제69조)	• 관계 공무원의 직무를 행하게 하기 위함 • 의료인 면허를 가진 자 • 의료 관계 업무에 관한 지식과 경험이 풍부한 자

(3) 의료기관(법 제3조)

의원급 의료기관	• 의원, 치과의원, 한의원
조산원	
병원급 의료기관	• 병원, 치과병원, 한방병원, 요양병원, 종합병원

(4) 의료인과 의료기관의 장의 의무(법 제4조)

① 의료의 질 향상

② 병원감염 예방

③ 의료기술 발전

④ 환자에게 최선의 의료서비스 제공

(5) 권리와 의무

① 진료기록부(법 제22조)

의료인은 각각 진료기록부, 조산기록부, 간호기록부, 그 밖의 진료에 관한 기록을 갖추어 두고 환자의 주된 증상, 진단 및 치료 내용 등 보건복지부령으로 정하는 의료행위에 관한 사항과 의견을 상세히 기록하고 서명하여야 한다.

② 전자의무기록(법 제23조)

의료인이나 의료기관 개설자는 진료기록부 등을 「전자서명법」에 따른 전자서명이 기재된 전자문서로 작성·보관할 수 있다.

③ 전자의무기록의 표준화(법 제23조의2)

보건복지부장관은 전자의무기록이 효율적이고 통일적으로 관리·활용될 수 있도록 기록의 작성, 관리 및 보존에 필요한 전산정보처리시스템, 시설, 장비 및 기록 서식 등에 관한 표준을 정하여 고시하고 전자의무기록시스템을 제조·공급하는 자, 의료인 또는 의료기관 개설자에게 그 준수를 권고할 수 있다.

④ 부당한 경제적 이익 등의 취득 금지(법 제23조의5)

의료인, 의료기관 개설자(법인의 대표자, 이사, 그 밖에 이에 종사하는 자를 포함한다) 및 의료기관 종사자는 「약사법」에 따른 의약품공급자로부터 의약품 채택·처방유도·거래유지 등 판매촉진을 목적으로 제공되는 금전, 물품, 편익, 노무, 향응, 그 밖의 경제적 이익을 받거나 의료기관으로 하여금 받게 하여서는 아니 된다. 다만, 견본품 제공, 학술대회 지원, 임상시험 지원, 제품설명회, 대금결제조건에 따른 비용할인, 시판 후 조사 등의 행위로서 보건복지부령으로 정하는 범위 안의 경제적 이익 등인 경우에는 그러하지 아니하다.

⑤ 요양방법 지도(법 제24조)

의료인은 환자나 환자의 보호자에게 요양방법이나 그 밖에 건강관리에 필요한 사항을 지도하여야 한다.

⑥ 의료행위에 관한 설명(법 제24조의2)

의사·치과의사 또는 한의사는 사람의 생명 또는 신체에 중대한 위해를 발생하게 할 우려가 있는 수술, 수혈, 전신마취를 하는 경우 제2항에 따른 사항을 환자(환자가 의사결정능력이 없는 경우 환자의 법정대리인을 말한다)에게 설명하고 서면(전자문서를 포함한다)으로 그 동의를 받아야 한다.

⑦ 신고(법 제25조)

의료인은 대통령령으로 정하는 바에 따라 최초로 면허를 받은 후부터 3년마다 그 실태와 취업상황 등을 보건복지부장관에게 신고하여야 한다.

⑧ 변사체 신고(법 제26조)

의사·치과의사·한의사 및 조산사는 사체를 검안하여 변사한 것으로 의심되는 때에는 사체의 소재지를 관할하는 경찰서장에게 신고하여야 한다.

(6) 면허자격 정지 사유(법 제66조)

① 의료인의 품위를 심하게 손상시키는 행위를 한 때

㉠ 학문적으로 인정되지 아니하는 진료행위(조산업무와 간호업무를 포함)

㉡ 비도덕적 진료행위

㉢ 거짓 또는 과대 광고행위

㉣ 「방송법」에 따른 방송, 「신문 등의 진흥에 관한 법률」에 따른 신문·인터넷신문 또는 「잡지 등 정기간행물의 진흥에 관한 법률」에 따른 정기간행물의 매체에서 다음 각 목의 건강·의학정보(의학, 치의학, 한의학, 조산학 및 간호학의 정보를 말한다)에 대하여 거짓 또는 과장하여 제공하는 행위

• 「식품위생법」에 따른 식품에 대한 건강·의학정보

• 「건강기능식품에 관한 법률」에 따른 건강기능식품에 대한 건강·의학정보

• 「약사법」에 따른 의약품, 한약, 한약제제 또는 의약외품에 대한 건강·의학정보

• 「의료기기법」에 따른 의료기기에 대한 건강·의학정보

• 「화장품법」에 따른 화장품, 기능성화장품 또는 유기농화장품에 대한 건강·의학정보

㉤ 불필요한 검사·투약·수술 등 지나친 진료행위를 하거나 부당하게 많은 진료비를 요구하는 행위

㉥ 전공의의 선발 등 직무와 관련하여 부당하게 금품을 수수하는 행위

㉦ 다른 의료기관을 이용하려는 환자를 영리를 목적으로 자신이 종사하거나 개설한 의료기관으로 유인하거나 유인하게 하는 행위

◎ 자신이 처방전을 발급하여 준 환자를 영리를 목적으로 특정 약국에 유치하기 위하여 약국개설자나 약국에 종사하는 자와 담합하는 행위

② 의료기관 개설자가 될 수 없는 자에게 고용되어 의료행위를 한 때

③ 일회용 주사 의료용품 재사용 금지규정(제4조 제6항)을 위반한 때

④ 진단서, 검안서, 증명서를 거짓으로 작성하여 내주거나 진료기록부 등을 거짓으로 작성하거나 고의로 사실과 다르게 추가기재 · 수정한 때

⑤ 태아 성감별 행위 등 금지규정을 위반한 때

⑥ 의료인이 아닌 자로 하여금 의료행위를 하게 한 때

⑦ 의료기사가 아닌 자에게 의료기사의 업무를 하게 하거나 의료기사에게 그 업무범위를 벗어나게 한 때

⑧ 관련 서류를 위조 · 변조하거나 속임수 등 부정한 방법으로 진료비를 거짓 청구한 때

⑨ 부당한 경제적 이익 등의 취득 금지규정에 위반하여 경제적 이익 등을 제공받은 때

⑩ 의료법 또는 의료법에 따른 명령을 위반한 때

(7) 간호사의 법적 업무(법 제2조 제2항 제5호)

① 환자의 간호요구에 대한 관찰, 자료수집, 간호판단 및 요양을 위한 간호

② 의사, 치과의사, 한의사의 지도하에 시행하는 진료의 보조

③ 간호요구자에 대한 교육 · 상담 및 건강증진을 위한 활동의 기획과 수행, 그 밖의 대통령령으로 정하는 보건활동

④ 제80조(간호조무사 자격)에 따른 간호조무사가 수행하는 업무보조에 대한 지도

(8) 가정간호사(시행규칙 제24조)

① 업무범위

  ㉠ 간 호

  ㉡ 검체의 채취 및 운반

  ㉢ 투 약

  ㉣ 주 사

  ㉤ 응급처치 등에 대한 교육 및 훈련

  ㉥ 상 담

  ㉦ 다른 보건의료기관 등에 대한 건강관리에 관한 의뢰

② 가정간호를 실시하는 간호사는 「전문간호사 자격인정 등에 관한 규칙」에 따른 가정전문간호사이어야 한다.

③ 가정간호는 의사나 한의사가 의료기관 외의 장소에서 계속적인 치료와 관리가 필요하다고 판단하여 가정전문간호사에게 치료나 관리를 의뢰한 자에 대하여만 실시하여야 한다.

④ 가정전문간호사는 가정간호 중 검체의 채취 및 운반, 투약, 주사 또는 치료적 의료행위인 간호를 하는 경우에는 의사나 한의사의 진단과 처방에 따라야 한다. 이 경우 의사 및 한의사 처방의 유효기간은 처방일부터 90일까지로 한다.

⑤ 가정간호를 실시하는 의료기관의 장은 가정전문간호사를 2명 이상 두어야 한다.

⑥ 가정간호를 실시하는 의료기관의 장은 가정간호에 관한 기록을 5년간 보존하여야 한다.

(9) 전문간호사(법 제78조)

① 보건복지부장관은 간호사에게 간호사 면허 외에 전문간호사 자격을 인정할 수 있다.

② 전문간호사 자격은 보건 · 마취 · 정신 · 가정 · 감염관리 · 산업 · 응급 · 노인 · 중환자 · 호스피스 · 종양 · 임상 및 아동분야로 구분한다.

(10) 조산사(법 제2조 제2항 제4호)와 조산원(법 제3조 제2항 제2호)

① **조산사** : 조산과 임산부 및 신생아에 대한 보건과 양호지도를 임무로 한다.

② **조산원** : 조산사가 조산과 임산부 및 신생아를 대상으로 보건활동과 교육 · 상담을 하는 의료기관이다.

(11) 의료기관의 개설(법 제33조)

① 개설권자
  ㉠ 의사, 치과의사, 한의사 또는 조산사
  ㉡ 국가나 지방자치단체
  ㉢ 의료업을 목적으로 설립된 법인
  ㉣ 「민법」이나 특별법에 따라 설립된 비영리법인
  ㉤ 「공공기관의 운영에 관한 법률」에 따른 준정부기관, 「지방의료원의 설립 및 운영에 관한 법률」에 따른 지방의료원, 「한국보훈복지의료공단법」에 따른 한국보훈복지의료공단

② 개설허가 취소 등(법 제64조)
  ㉠ 개설신고나 개설허가를 한 날부터 3개월 이내에 정당한 사유 없이 업무를 시작하지 아니한 때
  ㉡ 의료인이나 의료기관 종사자가 무자격자에게 의료행위를 하게 하거나 의료인에게 면허사항 외의 의료행위를 하게 한 때
  ㉢ 관계 공무원의 직무수행을 기피 또는 방해하거나 명령을 위반한 때
  ㉣ 의료법인 · 비영리법인, 준정부기관 · 지방의료원 또는 한국보훈복지의료공단의 설립허가가 취소되거나 해산된 때
  ㉤ 규정을 위반하여 의료기관을 개설한 때

ⓑ 의료기관 개설 관련 규정(제33조 제5·7·9·10항), 폐업·휴업 신고와 진료기록부 등의 이관 또는 의료광고의 금지규정을 위반한 때

ⓢ 시정명령(명찰패용 위반에 따른 시정명령을 제외한다)을 이행하지 아니한 때

ⓞ 「약사법」을 위반하여 담합행위를 한 때

ⓩ 의료기관 개설자가 거짓으로 진료비를 청구하여 금고 이상의 형을 선고받고 그 형이 확정된 때

ⓩ 준수사항을 위반하여 사람의 생명 또는 신체에 중대한 위해를 발생하게 한 때

③ 종합병원(법 제3조의3)

구 분	내 용
기본요건	• 100개 이상의 병상을 갖출 것
100병상 이상 300병상 이하인 경우	• 내과, 외과, 소아청소년과, 산부인과 중 3개 진료과목, 영상의학과, 마취통증의학과와 진단검사의학과 또는 병리과를 포함한 7개 이상의 진료과목을 갖출 것 • 각 진료과목마다 전속하는 전문의를 둘 것
300병상 초과의 경우	• 내과, 외과, 소아청소년과, 산부인과, 영상의학과, 마취통증의학과, 진단검사의학과 또는 병리과, 정신건강의학과 및 치과를 포함한 9개 이상의 진료과목을 갖출 것 • 각 진료과목마다 전속하는 전문의를 둘 것

④ 병원(법 제3조의2)

병원·치과병원·한방병원 및 요양병원은 30개 이상의 병상(병원·한방병원만 해당) 또는 요양병상(요양병원만 해당하며, 장기입원이 필요한 환자를 대상으로 의료행위를 하기 위하여 설치한 병상)을 갖추어야 한다.

⑤ 감염관리위원회(시행규칙 제43조)

종합병원 및 150개 이상의 병상을 갖춘 병원의 장은 의료관련감염 예방을 위하여 감염관리위원회와 감염관리실을 설치·운영하고 보건복지부령으로 정하는 바에 따라 감염관리 업무를 수행하는 전담 인력을 두는 등 필요한 조치를 하여야 한다.

(12) 의료광고의 금지 등(법 제56조)

① 의료기관 개설자, 의료기관의 장 또는 의료인(이하 "의료인 등"이라 한다)이 아닌 자는 의료에 관한 광고(의료인 등이 신문·잡지·음성·음향·영상·인터넷·인쇄물·간판, 그 밖의 방법에 의하여 의료행위, 의료기관 및 의료인등에 대한 정보를 소비자에게 나타내거나 알리는 행위를 말한다)를 하지 못한다.

② 의료인 등은 다음의 어느 하나에 해당하는 의료광고를 하지 못한다.

㉠ 평가를 받지 아니한 신의료기술에 관한 광고

㉡ 환자에 관한 치료경험담 등 소비자로 하여금 치료효과를 오인하게 할 우려가 있는 내용의 광고

ⓒ 거짓된 내용을 표시하는 광고

ⓔ 다른 의료인 등의 기능 또는 진료 방법과 비교하는 내용의 광고

ⓜ 다른 의료인 등을 비방하는 내용의 광고

ⓗ 수술장면 등 직접적인 시술행위를 노출하는 내용의 광고

ⓢ 의료인 등의 기능, 진료방법과 관련하여 심각한 부작용 등 중요한 정보를 누락하는 광고

ⓞ 객관적인 사실을 과장하는 내용의 광고

ⓩ 법적 근거가 없는 자격이나 명칭을 표방하는 내용의 광고

ⓒ 신문, 방송, 잡지 등을 이용하여 기사(記事) 또는 전문가의 의견 형태로 표현되는 광고

ⓚ 심의를 받지 아니하거나 심의 받은 내용과 다른 내용의 광고

ⓣ 외국인환자를 유치하기 위한 국내광고

ⓟ 소비자를 속이거나 소비자로 하여금 잘못 알게 할 우려가 있는 방법으로 제45조에 따른 비급여 진료비용을 할인하거나 면제하는 내용의 광고

ⓗ 각종 상장ㆍ감사장 등을 이용하는 광고 또는 인증ㆍ보증ㆍ추천을 받았다는 내용을 사용하거나 이와 유사한 내용을 표현하는 광고. 다만, 다음의 어느 하나에 해당하는 경우는 제외한다.

- 의료기관 인증을 표시한 광고
- 「정부조직법」 제2조부터 제4조까지의 규정에 따른 중앙행정기관ㆍ특별지방행정기관 및 그 부속기관, 「지방자치법」 제2조에 따른 지방자치단체 또는 「공공기관의 운영에 관한 법률」 제4조에 따른 공공기관으로부터 받은 인증ㆍ보증을 표시한 광고
- 다른 법령에 따라 받은 인증ㆍ보증을 표시한 광고
- 세계보건기구와 협력을 맺은 국제평가기구로부터 받은 인증을 표시한 광고 등 대통령령으로 정하는 광고

ⓐ 그 밖에 의료광고의 방법 또는 내용이 국민의 보건과 건전한 의료경쟁의 질서를 해치거나 소비자에게 피해를 줄 우려가 있는 것으로서 대통령령으로 정하는 내용의 광고

③ 의료광고는 다음의 방법으로는 하지 못한다.

ⓞ 「방송법」의 방송

ⓛ 그 밖에 국민의 보건과 건전한 의료경쟁의 질서를 유지하기 위하여 제한할 필요가 있는 경우로서 대통령령으로 정하는 방법

(13) 의료광고의 심의(법 제57조)

① 의료인 등이 다음의 어느 하나에 해당하는 매체를 이용하여 의료광고를 하려는 경우 미리 의료광고가 규정에 위반되는지 여부에 관하여 제2항에 따른 기관 또는 단체의 심의를 받아야 한다.

ⓞ 「신문 등의 진흥에 관한 법률」에 따른 신문ㆍ인터넷신문 또는 「잡지 등 정기간행물의 진

흥에 관한 법률」에 따른 정기간행물

     ⓛ 「옥외광고물 등의 관리와 옥외광고산업 진흥에 관한 법률」에 따른 옥외광고물 중 현수막, 벽보, 전단 및 교통시설·교통수단에 표시(교통수단 내부에 표시되거나 영상·음성·음향 및 이들의 조합으로 이루어지는 광고를 포함한다)되는 것

     ⓒ 전광판

     ⓔ 대통령령으로 정하는 인터넷매체(이동통신단말장치에서 사용되는 애플리케이션을 포함한다)

     ⓜ 그 밖에 매체의 성질, 영향력 등을 고려하여 대통령령으로 정하는 광고매체

② 다음의 기관 또는 단체는 대통령령으로 정하는 바에 따라 자율심의를 위한 조직 등을 갖추어 보건복지부장관에게 신고한 후 의료광고 심의 업무를 수행할 수 있다.

     ㉠ 의사회·치과의사회·한의사회

     ⓛ 「소비자기본법」에 따라 등록한 소비자단체로서 대통령령으로 정하는 기준을 충족하는 단체

③ 의료인 등은 제1항에도 불구하고 다음의 사항으로만 구성된 의료광고에 대해서는 제2항에 따라 보건복지부장관에게 신고한 기관 또는 단체(이하 "자율심의기구"라 한다)의 심의를 받지 아니할 수 있다.

     ㉠ 의료기관의 명칭·소재지·전화번호

     ⓛ 의료기관이 설치·운영하는 진료과목(제43조 제5항에 따른 진료과목을 말한다)

     ⓒ 의료기관에 소속된 의료인의 성명·성별 및 면허의 종류

     ⓔ 그 밖에 대통령령으로 정하는 사항

(14) 업무개시 명령(법 제59조)

① **명령권자** : 보건복지부장관, 시·도지사, 시장·군수·구청장

② **사 유**

     ㉠ 의료인이 정당한 사유 없이 진료를 중단한 경우

     ⓛ 의료기관 개설자가 집단으로 휴업하거나 폐업하여 환자 진료에 막대한 지장을 초래하거나 초래할 우려가 있다고 인정할 만한 상당한 이유가 있는 경우

(15) 청문(법 제84조)

① **실시권자** : 보건복지부장관, 시·도지사, 시장·군수·구청장

② **청문실시 대상처분**

     ㉠ 전자의무기록시스템 인증의 취소

     ⓛ 설립허가의 취소

     ⓒ 의료기관 인증 또는 조건부인증의 취소

     ⓔ 시설·장비 등의 사용금지 명령

       ⓜ 개설허가 취소나 의료기관 폐쇄 명령

       ⓗ 면허의 취소

(16) 진료기록부 등의 보존(시행규칙 제15조)

① 보존의무자 : 의료인이나 의료기관 개설자

② 보존기간

기 간	기 록
10년	• 진료기록부 • 수술기록
5년	• 환자 명부 • 검사내용 및 검사소견기록 • 방사선사진 및 그 소견서 • 간호기록부 • 조산기록부
3년	• 진단서 등의 부본(진단서 · 사망진단서 및 시체검안서 등을 따로 구분하여 보존할 것)
2년	• 처방전

(17) 변사체 신고(법 제26조)

① 신고의무자 : 의사 · 치과의사 · 한의사 및 조산사

② 신고 : 사체를 검안하여 변사한 것으로 의심되는 때에는 사체의 소재지를 관할하는 경찰서
장에게 신고하여야 한다.

3. 국민건강보험법

(1) 총 칙

① 목적(법 제1조)

    ㉠ 국민의 질병 · 부상에 대한 예방 · 진단 · 치료 · 재활과 출산 · 사망 및 건강증진에 대하여
보험급여를 실시한다.

    ㉡ 국민보건 향상과 사회보장 증진에 이바지함을 목적으로 한다.

② 관장(법 제2조) : 건강보험사업은 보건복지부장관이 맡아 주관한다.

③ 정의(법 제3조)

    ㉠ 근로자 : 직업의 종류와 관계없이 근로의 대가로 보수를 받아 생활하는 사람(법인의 이
사와 그 밖의 임원을 포함한다)으로서 공무원 및 교직원을 제외한 사람

ⓛ 사용자 : 다음의 어느 하나에 해당하는 자

- 근로자가 소속되어 있는 사업장의 사업주
- 공무원이 소속되어 있는 기관의 장
- 사립학교를 설립 · 운영하는 자

(2) 가입자 등

① 적용 대상(법 제5조)

ⓐ 국내에 거주하는 국민

ⓑ 다음에 해당하는 사람은 제외한다.

- 「의료급여법」에 따라 의료급여를 받는 사람(수급권자)
- 유공자 등 의료보호대상자

② 피부양자

ⓐ 직장가입자에게 주로 생계를 의존하는 사람으로서 소득 및 재산이 보건복지부령으로 정하는 기준 이하에 해당하는 사람

- 직장가입자의 배우자
- 직장가입자의 직계존속(배우자의 직계존속을 포함한다)
- 직장가입자의 직계비속(배우자의 직계비속을 포함한다)과 그 배우자
- 직장가입자의 형제 · 자매

ⓑ 피부양자 취득 및 상실시기

취득시기	상실시기
• 신생아의 경우 : 출생한 날 • 직장가입자의 자격 취득일 또는 가입자의 자격 변동일부터 90일 이내에 피부양자의 자격취득 신고를 한 경우 : 직장가입자의 자격 취득일 또는 해당 가입자의 자격 변동일 • 직장가입자의 자격 취득일 또는 가입자의 자격 변동일부터 90일을 넘겨 피부양자 자격취득 신고를 한 경우 : 국민건강보험 공단(이하 "공단"이라 한다)에 피부양자 자격(취득 · 상실) 신고서를 제출한 날	• 사망한 날의 다음 날 • 대한민국의 국적을 잃은 날의 다음 날 • 국내에 거주하지 아니하게 된 날의 다음 날 • 직장가입자가 자격을 상실한 날 • 수급권자가 된 날 • 유공자 등 의료보호대상자인 피부양자가 공단에 건강보험의 적용배제 신청을 한 날의 다음 날 • 직장가입자 또는 다른 직장가입자의 피부양자 자격을 취득한 경우에는 그 자격을 취득한 날 • 피부양자 자격을 취득한 사람이 본인의 신고에 따라 피부양자 자격상실신고를 한 경우에는 신고한 날의 다음 날 • 취득요건을 충족하지 아니하는 경우에는 공단이 그 요건을 충족하지 아니한다고 확인한 날의 다음 날

③ 가입자

㉠ 종류(법 제6조)

직장가입자	• 모든 사업장의 근로자 및 사용자와 공무원 및 교직원
지역가입자	• 직장가입자와 그 피부양자를 제외한 가입자 • 고용 기간이 1개월 미만인 일용근로자 • 현역병, 전환 복무된 사람 및 군간부후보생 • 선거에 당선되어 취임하는 공무원으로서 매월 보수 또는 보수에 준하는 급료를 받지 아니하는 사람

㉡ 취득(법 제8조) 및 상실시기(법 제10조)

취득시기	상실시기
• 국내에 거주하게 된 날 • 수급권자이었던 사람은 그 대상자에서 제외된 날 • 직장가입자의 피부양자이었던 사람은 그 자격을 잃은 날 • 유공자 등 의료보호대상자이었던 사람은 그 대상자에서 제외된 날 • 보험자에게 건강보험의 적용을 신청한 유공자 등 의료보호대상자는 그 신청한 날	• 사망한 날의 다음 날 • 국적을 잃은 날의 다음 날 • 국내에 거주하지 아니하게 된 날의 다음 날 • 직장가입자의 피부양자가 된 날 • 수급권자가 된 날 • 건강보험을 적용받고 있던 사람이 유공자 등 의료보호대상자가 되어 건강보험의 적용배제신청을 한 날

④ 건강보험증(법 제12조)

㉠ 국민건강보험공단은 가입자 또는 피부양자가 신청하는 경우 건강보험증을 발급하여야 한다.

㉡ 가입자 또는 피부양자는 주민등록증, 운전면허증, 여권, 그 밖에 신분증명서로 요양기관이 그 자격을 확인할 수 있으면 건강보험증을 제출하지 아니할 수 있다.

㉢ 가입자·피부양자는 자격을 잃은 후 자격을 증명하던 서류를 사용하여 보험급여를 받아서는 아니 된다.

㉣ 누구든지 건강보험증이나 신분증명서를 다른 사람에게 양도하거나 대여하여 보험급여를 받게 하여서는 아니 된다.

㉤ 누구든지 건강보험증이나 신분증명서를 양도 또는 대여를 받거나 그 밖에 이를 부정하게 사용하여 보험급여를 받아서는 아니 된다.

⑤ 보험자(법 제13조) : 건강보험의 보험자는 국민건강보험공단으로 한다.

(3) 보험급여

① 요양급여 대상(법 제41조)

  ㉠ 진찰 · 검사

  ㉡ 약제 · 치료재료의 지급

  ㉢ 처치 · 수술 및 그 밖의 치료

  ㉣ 예방 · 재활

  ㉤ 입 원

  ㉥ 간 호

  ㉦ 이 송

② 요양기관(법 제42조)

  ㉠ 의료기관

  ㉡ 약 국

  ㉢ 한국희귀 · 필수의약품센터

  ㉣ 보건소 · 보건의료원 및 보건지소

  ㉤ 보건진료소

③ 부가급여(법 제50조) : 공단은 임신 · 출산 진료비, 장제비, 상병수당, 그 밖의 급여를 실시
  할 수 있다.

④ 급여의 제한(법 제53조)

  ㉠ 고의 또는 중대한 과실로 인한 범죄행위에 그 원인이 있거나 고의로 사고를 일으킨 경우

  ㉡ 고의 또는 중대한 과실로 공단이나 요양기관의 요양에 관한 지시에 따르지 아니한 경우

  ㉢ 고의 또는 중대한 과실로 제55조에 따른 문서와 그 밖의 물건의 제출을 거부하거나 질문
    또는 진단을 기피한 경우

  ㉣ 업무 또는 공무로 생긴 질병 · 부상 · 재해로 다른 법령에 따른 보험급여나 보상(報償) 또
    는 보상(補償)을 받게 되는 경우

⑤ 급여의 정지(법 제54조) : 보험급여를 받을 수 있는 사람이 다음의 어느 하나에 해당하면 그
  기간에는 보험급여를 하지 아니한다. 다만, ㉡ 및 ㉢의 경우에는 요양급여를 실시한다.

  ㉠ 국외에 체류하는 경우

  ㉡ 현역병, 전환복무된 사람 및 군간부후보생에 해당하게 된 경우

  ㉢ 교도소, 그 밖에 이에 준하는 시설에 수용되어 있는 경우

⑥ 수급권 보호(법 제59조) : 보험급여를 받을 권리는 양도하거나 압류할 수 없다.

⑦ 설립(법 제62조) : 요양급여비용을 심사하고 요양급여의 적정성을 평가하기 위하여 건강보
  험심사평가원을 설립한다.

(4) 보험료

① 징수(법 제69조) : 공단은 건강보험사업에 드는 비용에 충당하기 위하여 보험료의 납부의무자로부터 보험료를 징수한다.

② 보험료의 경감(법 제75조)

　㉠ 섬 · 벽지 · 농어촌 등 대통령령으로 정하는 지역에 거주하는 사람

　㉡ 65세 이상인 사람

　㉢ 장애인

　㉣ 국가유공자

　㉤ 휴직자

　㉥ 그 밖에 생활이 어렵거나 천재지변 등의 사유로 보험료를 경감할 필요가 있다고 보건복지부장관이 정하여 고시하는 사람

③ 보험료의 부담(법 제76조)

　㉠ 직장가입자의 보수월액보험료는 직장가입자와 다음의 구분에 따른 자가 각각 보험료액의 100분의 50씩 부담한다. 다만, 직장가입자가 교직원(사립학교 근무)이면 보험료액은 그 직장가입자가 100분의 50을, 사용자가 100분의 30을, 국가가 100분의 20을 각각 부담한다.

　　• 직장가입자가 근로자인 경우에는 사업주

　　• 직장가입자가 공무원인 경우에는 그 공무원이 소속되어 있는 국가 또는 지방자치단체

　　• 직장가입자가 교직원(사립학교에 근무하는 교원은 제외)인 경우에는 사용자

　㉡ 직장가입자의 소득월액보험료는 직장가입자가 부담한다.

　㉢ 지역가입자의 보험료는 그 가입자가 속한 세대의 지역가입자 전원이 연대하여 부담한다.

　㉣ 직장가입자가 교직원인 경우 사용자가 부담액 전부를 부담할 수 없으면, 그 부족액을 학교에 속하는 회계에서 부담하게 할 수 있다.

(5) 이의신청 및 심판청구 등

① 이의신청(법 제87조)

가입자 및 피부양자의 자격, 보험료 등, 보험급여, 보험급여 비용에 관한 공단의 처분에 이의가 있는 자는 공단에 이의신청을 할 수 있다.

② 심판청구(법 제88조)

이의신청에 대한 결정에 불복하는 자는 건강보험분쟁조정위원회에 심판청구를 할 수 있다.

③ 행정소송(법 제90조)

공단 또는 심사평가원의 처분에 이의가 있는 자와 이의신청 또는 심판청구에 대한 결정에 불복하는 자는 「행정소송법」에서 정하는 바에 따라 행정소송을 제기할 수 있다.

(6) 보 칙

① **시효(법 제91조)** : 다음의 권리는 3년 동안 행사하지 아니하면 소멸시효가 완성된다.

    ㉠ 보험료 · 연체금을 징수할 권리

    ㉡ 보험료 · 연체금으로 과오납부한 금액을 환급받을 권리

    ㉢ 보험급여를 받을 권리

    ㉣ 보험급여 비용을 받을 권리

    ㉤ 과다납부된 본인일부부담금을 돌려받을 권리

    ㉥ 근로복지공단의 권리

② 제1항에 따른 시효는 다음의 어느 하나의 사유로 중단된다.

    ㉠ 보험료의 고지 또는 독촉

    ㉡ 보험급여 또는 보험급여 비용의 청구

③ **업무정지(법 제98조)** : 보건복지부장관은 요양기관이 다음의 어느 하나에 해당하면 그 요양기관에 대하여 1년의 범위에서 기간을 정하여 업무정지를 명할 수 있다.

    ㉠ 속임수나 그 밖의 부당한 방법으로 보험자 · 가입자 및 피부양자에게 요양급여비용을 부담하게 한 경우

    ㉡ 명령에 위반하거나 거짓 보고를 하거나 거짓 서류를 제출하거나, 소속 공무원의 검사 또는 질문을 거부 · 방해 또는 기피한 경우

    ㉢ 정당한 사유 없이 요양기관이 제41조의3 제1항에 따른 결정을 신청하지 아니하고 속임수나 그 밖의 부당한 방법으로 행위 · 치료재료를 가입자 또는 피부양자에게 실시 또는 사용하고 비용을 부담시킨 경우

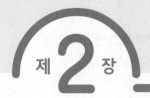

실전문제

01 공중보건의 최소단위는?

① 국 가

② 공공기관

③ 지역사회

④ 보건소

해설

공중보건의 최소단위는 지역사회이다.

02 지역사회의 보건수준을 나타내는 대표적인 보건통계지표는?

① 영아사망률

② 조사망률

③ 신생아사망률

④ 사산율

해설

정상출생수 1,000명에 대한 1년 미만의 영아사망수이다. 국민건강수준이 향상되면 영아사망률이 가장 먼저 감소하기 때문에 국민보건상태의 대표적 지수로 사용된다.

03 비례사망지수가 높은 지역에서 우선적으로 관심을 가져야 할 집단은?

① 영 아
② 모 성
③ 노 인
④ 청소년

해설

비례사망지수=50세 이상 사망자수/연간 전체사망자수
비례사망지수가 낮다는 것은 전체 사망자 중 50세 미만 인구의 사망자가 많다는 것이므로 어린 연령층의
사망에 더욱 관심을 가져야 하며, 비례사망지수가 높다는 것은 50세 이상 인구의 사망자수가 많다는 뜻이
므로 50세 이상의 인구의 사망에 더욱 관심을 가져야 한다.

04 비례사망지수가 매우 높다면 그 나라의 건강수준은?

① 건강수준이 낮다.
② 건강수준이 높다.
③ 낮을 수 있지만 높을 수는 없다.
④ 높을 수도 있고 낮을 수도 있다.

해설

지수가 높다는 것은 일찍 사망하는 사람이 적다는 것을 의미하므로, 그 지역사회의 건강수준이 높음을 의미
한다.

05 보건수준지표에 대한 다음 설명 중 옳지 않은 것은?

① 모성사망률 　　 : 출생아 1천 명당 모성사망 수
② 유아 사망률 　　 : 인구 1천 명당 5세 미만 유아의 사망자 수
③ 평균여명 　　　 : 어떤 연령의 사람이 장래 살 수 있는 연도를 통계상 기대치로 표시한 것
④ 사인별 사망률 : 인구 10만 명당 사인별 사망률을 표시한 것

해설

모성사망률 : 출생아 10만 명당 모성사망의 수

06 인구의 양적 증가와 질적 문제에 대한 설명으로 틀린 것은?

① 부양비의 감소   ② 정치적, 사회적 불안

③ 경제발전의 둔화   ④ 환경악화와 자연파괴

해설

인구의 양적 증가와 질적 문제

- 경제발전의 저해
- 식량문제
- 환경오염문제
- 보건문제
- 주택문제
- 청소년의 성문제
- 취업인구의 증대
- 의료부담의 증가
- 에너지 고갈
- 사회적 · 정치적 불안
- 노령층에 대한 부양비 증가 등

07 인구의 연령별 구성에서 인구가 감퇴하는 인구유형은?

① 기타형   ② 종 형

③ 항아리형   ④ 피라밋형

해설

인구구조의 모양

구 분	내 용	예
피라미드형	• 출생률과 사망률이 높은 다산다사형 • 사망률보다는 출생률이 더 높아 인구가 증가하는 단계	• 저개발국가형태 • 후진국형
종 형	• 출생률과 사망률이 모두 낮은 상태인 소산소사형 • 이상적인 인구형	• 선진국형
항아리형(단지형)	• 사망률이 낮으나 출생률보다는 높아 인구가 감소하는 유형	• 프랑스, 일본 등
별 형	• 도시형, 인구유입형 • 생산연령 총인구가 도시로 유입되어 15~49세 인구가 전체 50%를 초과하는 유형	• 수도권 및 위성도시
표주박형	• 호로형, 기타형, 농촌형, 유출형 • 생산연령층 인구가 도시로 빠져나간 농촌인구의 형태	• 농 촌

08 다음 중 감염성질환에 대한 설명을 모두 고르면?

> ㉠ 바이러스, 세균, 곰팡이, 기생충
> ㉡ 병원체와 병원체가 증식하고 생활하는 장소인 병원소가 있다.
> ㉢ 발현기간이 길어 만성적 경과를 나타낸다.
> ㉣ 질환을 일으키는 병원체가 명확하고 중요하다.

① ㉠, ㉡, ㉢   ② ㉠, ㉢, ㉣
③ ㉠, ㉡, ㉣   ④ ㉡, ㉢, ㉣

해설
질병의 구분

감염성질환	• 바이러스, 세균, 곰팡이, 기생충 • 병원체와 병원체가 증식하고 생활하는 장소인 병원소가 있다. • 동물이나 인간에게 전파, 침입하여 질환을 일으킨다. • 질환을 일으키는 병원체가 명확하고 중요하다.
비감염성질환	• 대표적인 성인질환 : 고혈압 · 당뇨 등 • 발현기간이 길어 만성적 경과를 나타낸다. • 감염성질환보다 중요성이 더욱 커지고 있다. • 질환의 원인은 명확히 밝혀지지 않은 경우가 많다. • 위험인자가 복합적으로 질환을 유발시키는데 관여한다.

09 감염병의 발생과정에서 숙주요인은 병원체 요인에 의해 침범을 받게 된다. 이에 대한 반응은 사람에 따라 다르게 나타난다. 숙주요인이 아닌 것은?

① 연령, 성별   ② 생활습관
③ 후천적 저항력   ④ 사회적 지위

해설
질병의 발생요인

숙주(인간)	• 연령, 성별, 생활습관, 선천적 · 후천적 저항력, 종족, 면역, 직업, 개인위생, 건강상태, 영양상태 등
병인(병원체)	• 질병의 근원, 세균, 리케치아, 바이러스, 기생충 등의 미생물
환 경	• 물리적 · 생물학적 · 사회적 · 문화적 · 경제적 환경 등

안심Touch

10 질병의 발생단계 중 불현성감염기에 해당하는 것은?

① 감염 전의 상태로 적극적인 예방이 필요한 시기
② 질병의 초기단계
③ 질병에 감염은 되었으나 자각증상이 나타나지 않는 시기
④ 증상이 나타나는 시기

해설

질병의 발생단계

비병원성기	• 감염 전의 상태로 적극적인 예방이 필요한 시기이다(환경개선, 건강증진).
초기병원성기	• 질병의 초기단계이다(예방접종, 특수예방 등 소극적 예방).
불현성감염기	• 질병에 감염은 되었으나 자각증상이 나타나지 않는 시기이다(집단검진, 정기적 접종).
발현성질환기	• 증상이 나타나는 시기이다(진단과 치료가 필요).
회복기	• 질병이 회복단계에 드는 시기이다.

11 감염병의 발생진행 순서가 바르게 나열된 것은?

> ⓐ 새로운 숙주로의 침입
> ⓑ 병원체
> ⓒ 병원체로부터의 탈출
> ⓓ 전 파
> ⓔ 병원소
> ⓕ 숙주의 감수성

① ㉠-㉽-㉡-㉤-㉣-㉢
② ㉤-㉡-㉣-㉠-㉽-㉢
③ ㉡-㉤-㉢-㉣-㉠-㉽
④ ㉤-㉡-㉢-㉣-㉠-㉽

해설

병원체-병원소-병원소로부터 병원체 탈출-전파-새로운 숙주로의 침입-숙주의 감수성의 6개 요소가 연쇄적으로 작용하며, 이 6개 요소 중 어느 한 가지만 차단되어도 감염병은 발생하지 않는다.

12 병원체의 특징과 거리가 먼 것은?

① 감염력
② 발병력
③ 면역성
④ 독 성

해설

병원체의 특징

• 숙주와 기생, 상리공생, 편리공생을 하면서 증식한다.
• 감염병의 감염이나 발병에 관여한다.
• 독성이 있다.
• 발병력(병인성) : 병원체가 숙주에 질병을 일으키는 능력이 있다.
• 독소와 독소생산성 : 미생물의 대사산물이나 구성성분 중에 미량으로 극히 유해한 물질을 독소라 하고, 독성물질을 생산할 수 있는 미생물의 능력을 독소생산성이라 한다.
• 감염력(전염력) : 병원체가 숙주에 침입하여 알맞은 기관에 자리 잡고 증식하는 능력이 있다.

13 다음의 병원체 중에서 바이러스에 해당하는 것은?

① 소아마비
② 콜레라
③ 장티푸스
④ 디프테리아

해설

병원체 종류

세 균	• 콜레라, 장티푸스, 디프테리아, 결핵, 한센병, 백일해 등
바이러스	• 소아마비, 홍역, 유행성이하선염, 일본뇌염, 광견병, 에이즈, 중증급성호흡기증후군, 간염 등
리케치아	• 발진티푸스, 발진열, 양충병 등
기생충	• 회충, 구충, 간디스토마, 유구조충, 이질아메바 등

14 **다음 중 현성감염자는?**

① 세균성이질
② 홍 역
③ 콜레라
④ 장티푸스

해설

인간병원소

환 자	현성감염자	• 병원체에 감염되어 자각적 또는 타각적으로 임상적인 증상을 보이는 환자로 대표적인 예는 홍역이다.
	불현성감염자	• 병원체에 의해서 감염되었으나 임상적인 증상이 미약하여 그냥 넘어가기 쉬운 환자→세균성이질, 콜레라, 장티푸스 등
보균자		• 잠복기보균자, 회복기보균자, 건강보균자로 구분

15 **다음 중 병원소에 대한 설명으로 잘못된 것은?**

① 병원소는 질병의 감염 및 발병에 관여한다.
② 불현성감염자는 인간병원소에서 제외된다.
③ 인간병원소는 환자와 보균자이다.
④ 오염된 토양, 수질 등은 환경병원소에 해당한다.

해설

인간병원소

| 환 자 | • 현성감염자, 불현성감염자 |
| 보균자 | • 잠복기보균자, 회복기보균자, 건강보균자로 구분 |

16 다음 중 쯔쯔가무시병과 관련이 있는 동물병원소는?

① 소
② 돼 지
③ 고양이
④ 쥐

해설

동물병원소

소	• 결핵, 파상열, 보툴리즘, 탄저, 살모넬라증
돼 지	• 일본뇌염, 렙토스피라증, 탄저, 살모넬라증
양	• 파상열, 보툴리즘, 탄저
개	• 광견병, 톡소프라스마증
말	• 유행성뇌염, 탄저, 살모넬라증
쥐	• 페스트, 발진열, 렙토스피라증, 쯔쯔가무시병, 살모넬라증
고양이	• 톡소프라스마증, 살모넬라증

17 질환에 감염된 후 형성되는 면역은?

① 자연능동면역
② 인공능동면역
③ 자연수동면역
④ 인공수동면역

해설

면 역

구 분		의 의
능동면역	자연능동면역	• 질환에 이환 후 형성되는 면역
	인공능동면역	• 인위적으로 항원을 체내투입해서 항체를 생성하는 면역
수동면역	자연수동면역	• 모체로부터 태반이나 수유를 통해 받은 면역
	인공수동면역	• 감마글로불린 안티톡신 등 인공제제를 접종하여 얻은 면역

안심Touch

18 역학의 역할에 해당하지 않는 것은?

① 질병의 치료 및 재활

② 임상분야에 활용하는 역할

③ 보건사업의 기획과 평가자료 제공 역할

④ 질병의 자연사를 연구하는 역할

역학의 역할

- 질병발생의 원인규명 역할
- 질병발생과 유행의 감시 역할
- 보건사업의 기획과 평가자료제공 역할
- 질병의 자연사를 연구하는 역할
- 임상분야에 활용하는 역할

19 생물테러감염병 또는 치명률이 높거나 집단 발생의 우려가 커서 발생 또는 유행 즉시 신고하여야 하고, 음압격리와 같은 높은 수준의 격리가 필요한 감염병은?

① 제1급감염병

② 제2급감염병

③ 제3급감염병

④ 제4급감염병

해설

감염병의 분류

구 분	내 용
제1급감염병	• 생물테러감염병 또는 치명률이 높거나 집단 발생의 우려가 커서 발생 또는 유행 즉시 신고하여야 하고, 음압격리와 같은 높은 수준의 격리가 필요한 감염병
제2급감염병	• 전파가능성을 고려하여 발생 또는 유행 시 24시간 이내에 신고하여야 하고, 격리가 필요한 감염병
제3급감염병	• 그 발생을 계속 감시할 필요가 있어 발생 또는 유행 시 24시간 이내에 신고하여야 하는 감염병
제4급감염병	• 제1급감염병부터 제3급감염병까지의 감염병 외에 유행 여부를 조사하기 위하여 표본감시 활동이 필요한 감염병
기생충감염병	• 기생충에 감염되어 발생하는 감염병 중 질병관리청장이 고시하는 감염병
세계보건기구 감시대상 감염병	• 세계보건기구가 국제공중보건의 비상사태에 대비하기 위하여 감시대상으로 정한 질환으로서 질병관리청장이 고시하는 감염병

생물테러감염병	• 고의 또는 테러 등을 목적으로 이용된 병원체에 의하여 발생된 감염병 중 질병관리 청장이 고시하는 감염병
성매개감염병	• 성 접촉을 통하여 전파되는 감염병 중 질병관리청장이 고시하는 감염병
인수공통감염병	• 동물과 사람 간에 서로 전파되는 병원체에 의하여 발생되는 감염병 중 질병관리청 장이 고시하는 감염병
의료관련감염병	• 환자나 임산부 등이 의료행위를 적용받는 과정에서 발생한 감염병으로서 감시활동 이 필요하여 질병관리청장이 고시하는 감염병

20 다음 중 흔히 말하는 5대 성인병이 아닌 것은?

① 고혈압
② 당뇨병
③ 뇌졸중
④ 백내장

해설

5대 성인병 : 고혈압, 당뇨병, 동맥경화증 및 관상동맥경화증, 뇌졸중, 심장병

21 성인병의 특징에 해당하지 않는 것은?

① 노화와 더불어 진행하는 생활습관병으로 만성퇴행성질환이다.
② 뚜렷한 증상이나 증후를 느끼지 못하고 진행되는 경우가 있다.
③ 주로 40대 이후 발생빈도가 증가하고 발병연령이 점차 낮아지고 있다.
④ 비반복성이며 신체의 특정부문에만 영향을 미친다.

해설

반복성이 높으며 신체 전 기관에 복합적인 영향을 준다.

22 성인병의 발생원인으로 볼 수 없는 것은?

① 불규칙한 식생활 습관
② 충분한 수면
③ 환경오염
④ 비 만

해설

충분한 수면은 성인병의 발생을 막아준다.

23 다음 중 산업보건의 임무에 해당하지 않는 것은?

① 근로 및 작업강도의 강화
② 산업재해 예방
③ 직업병 예방
④ 작업장 환경관리

해설

산업보건은 모든 사업장의 근로자 및 직업인들이 육체적·정신적·사회적 안녕을 최고도로 증진·유지되도록 하는데 있다.

24 산업보건 사업에 속하지 않는 것은?

① 근로현장 재해방지 및 피난·구난설비의 조사
② 노동자의 복리후생시설의 관리
③ 공장의 입지조건과 작업환경의 정비
④ 제품의 개발과 생산관리

해설

산업보건은 노동의 조건 및 환경에 기인한 피로, 재해질병을 조사·분석하여 근로자의 건강과 복지를 확보하고 가장 적합한 근로환경을 고려하여 근로자의 건강에 유해함이 없이 작업능률을 상승시키는데 주목적이 있다. 공장의 입지조건은 안전성과 위생적인 측면에서 시설이 정비되어야 하고 근로능력과 생산성을 높이기 위하여 환경, 교통수단, 부지, 용수, 기후 등의 조건이 충족되어야 한다. 작업환경은 채광, 환기, 소음, 진동, 방수, 재해 예방설비 등이 정비되어 근로자들이 쾌적하고 안전한 사업장에서 근무할 수 있도록 하여야 한다. 공장에서 배출되는 폐기물을 위해 처리시설이 완비되어야 한다. 폐기물의 적환장, 정리장, 소각장 등이 구비되어야 하며, 탈의실, 휴게실, 세면장, 식당 등 근로자후생복지시설 역시 중요하다.

25 국제노동기구(ILO)에서 규정하는 노동근로시간은?

① 1일 8시간 주 44시간
② 1일 8시간 주 44~48시간
③ 1일 8시간 주 40시간
④ 1일 8시간 주 38~40시간

해설

1919년 제1회 국제노동헌장에서 1일 8시간, 1주 48시간제가 채택되었고, 그 이후 1931년에는 1일 8시간, 1주 40시간제가 채택 · 실시되고 있다.

26 산업현장에서 쌓인 피로를 해소할 수 있는 회복대책으로 옳은 것은?

① 작업환경의 정비
② 충분한 휴식과 영양섭취
③ 근로조건의 개선
④ 작업량의 합리적이고 체계적인 배분

해설

① · ③ · ④는 피로 회복대책이 아니라 피로 예방대책에 해당한다.

27 다음 중 산업재해보상에 포함되는 보험급여가 아닌 것은?

① 유족급여 ② 퇴직급여
③ 요양급여 ④ 장해급여

해설

보험급여의 종류(산업재해보상보험법 제36조)
• 요양급여
• 휴업급여
• 장해급여
• 간병급여
• 유족급여
• 상병(傷病)보상연금
• 장의비(葬儀費)
• 직업재활급여

28 **학교보건법의 목적에 해당되지 않는 것은?**

① 학교의 보건관리
② 학교환경위생정화
③ 학생 및 교직원의 건강관리
④ 의료의 적정을 기함

학교보건법은 학교의 보건관리에 필요한 사항을 규정하여 학생과 교직원의 건강을 보호 · 증진함을 목적으로 한다(학교보건법 제1조).

29 **학교보건이 중요한 이유로 옳지 않은 것은?**

① 학생 인구가 전 인구의 1/4이다.
② 직접적 보건교육만이 가능하다.
③ 학생은 배우려는 의욕이 있다.
④ 학교교육의 교육적 효율을 향상시키기 위함이다.

해설

간접적 보건교육이 가능하다. 간접적 보건교육이란 학생들이 환경관리, 학교급식, 신체검사, 예방접종, 체육활동 등 일상적인 학교생활을 하면서 간접적으로 받게 되는 보건교육을 말한다.

30 **다음 중 건강상담 대상학생에 해당하지 않는 자는?**

① 성적이 부진한 학생
② 심신에 이상이 있는 학생
③ 학부모의 요청이 있는 학생
④ 각종 교육활동이나 체육행사 등 학교행사에 참여 여부를 결정하기 위한 학생

해설

성적이 부진하다고 건강상담 대상학생이 되는 것은 아니다.

31 자외선은 4,000 Å(옴스트롱) 이하의 복사선이며, 인체에 유익하다는 도르노선(건강선)은 몇 옴스트롱인가?

① 2,500~3,000 Å

② 1,500~2,000 Å

③ 3,100 Å 이상

④ 2,900~3,200 Å

건강선 또는 생명선(Dorno-ray)이라 불리는 도르노선은 2,900~3,200 Å 사이이다.

32 다음 중 자외선량이 많은 것으로만 골라 묶은 것은?

㉠ 하루 중 정오

㉡ 7~9월

㉢ 적도부근

㉣ 저지대

㉤ 쾌청한 날

---

① ㉠, ㉡, ㉢, ㉣

② ㉠, ㉡, ㉤

③ ㉠, ㉡, ㉢, ㉤

④ ㉠, ㉢, ㉣, ㉤

자외선량 : 하루 중 정오가 최대, 7~9월 많고, 적도부근, 고지대, 농어촌, 쾌청한 날에 많다.

33 공기 중에서 21.1% 정도 함유하고 있으며 우리 신체와 가장 밀접한 관계가 있으며 생체호흡 시 영양소의 연소에 소비되는 것은 무엇인가?

① CO_2(이산화탄소)

② O_2(산소)

③ N_2(질소)

④ CO(일산화탄소)

산소(O_2)와 건강

• 산소는 생체호흡 시 영양소의 연소에 소비된다.

• 산소함유량과 건강

공기 중 산소함유량	내 용
21% 전후	• 인체는 가장 원활하고 정상적으로 활동이 가능함
공기 중 10% 이하	• 호흡곤란
공기 중 7% 이하	• 사 망
산소결핍	• 저산소증(고산등산가, 비행가, 탄광광부)
산소중독	• 폐부종, 충혈, 서맥, 저혈압, 폐출혈 등

34 다음 중 잠함병과 관련이 있는 공기는?

① CO_2(이산화탄소)

② O_2(산소)

③ N_2(질소)

④ CO(일산화탄소)

해설

잠함병은 고압으로부터 급속히 감압할 때 혈액 속의 질소가 기포를 형성하여 모세혈관에 혈전현상 일으키는 병이다.

35 도시공기의 오염으로 인하여 도심의 온도가 변두리보다 약 5℃ 정도 높아지게 되며 더운 공기가 상승하고 도시주변의 찬 공기가 지표로 흐르게 되는 것을 무엇이라고 하는가?

① 오존층파괴
② 열섬현상
③ 지구온난화현상
④ 엘니뇨현상

열섬현상에 대한 설명이다.

36 지구온난화에 영향을 주는 6대 온실가스에 해당하지 않는 것은?

① 염화플루오린화탄소　　　　　② 수소화불화탄소
③ 수증기　　　　　　　　　　　④ 아산화질소

지구온난화 같은 현상을 일으키는 주원인으로 보는 온실가스는 크게 이산화탄소(CO_2), 메탄(CH_4), 이산화질소(N_2O), 염화불화탄소(CFCs), 수소화불화탄소(HFCs), 과불화탄소(PFC), 육불화유황(SF_6), 오존(O_3), 수증기 등으로 나누어진다. 이 중 제3차 기후변화당사국총회에서는 CO_2, CH_4, N_2O, HFCs, PFCs, SF_6를 6대 온실가스로 지정하였다.

37 의료폐기물 중 위해의료폐기물에 해당하지 않는 것은?

① 조직물류폐기물　　　　　　　② 병리계폐기물
③ 격리의료폐기물　　　　　　　④ 혈액오염폐기물

의료폐기물의 종류

격리의료폐기물	
위해의료폐기물	• 조직물류폐기물, 병리계폐기물, 손상성폐기물, 생물 · 화학폐기물, 혈액오염 폐기물
일반의료폐기물	

38 국민의 건강을 보호 · 증진하기 위하여 국가 · 지방자치단체 · 보건의료기관 또는 보건의료인 등이 행하는 모든 활동을 무엇이라고 하는가?

① 보건의료
② 보건의료서비스
③ 보건의료정보활동
④ 보건마케팅

해설

보건의료와 보건의료서비스

보건의료	• 국민의 건강을 보호 · 증진하기 위하여 국가 · 지방자치단체 · 보건의료기관 또는 보건의료인 등이 행하는 모든 활동
보건의료서비스	• 국민의 건강을 보호 · 증진하기 위하여 보건의료인이 행하는 모든 활동

39 평생국민건강관리체계를 규정한 법은?

① 국민건강증진법
② 의료법
③ 국민건강보험법
④ 보건의료기본법

해설

보건의료기본법에 평생국민건강관리체계를 규정하고 있다(법 제31~38조).

40 다음 중 보건복지부장관의 면허를 받아야 하는 의료인이 아닌 것은?

① 의 사
② 병원코디네이터
③ 조산사
④ 한의사

해설

병원코디네이터는 의료인이 아니며 민간자격에 해당한다.

41 다음 중 ( ) 안에 들어갈 알맞은 숫자는?

> 병원·치과병원·한방병원 및 요양병원은 ( )개 이상의 병상 또는 요양병상을 갖추어야 한다.

① 10   ② 20

③ 30   ④ 40

병원 등(의료법 제3조의2)
병원·치과병원·한방병원 및 요양병원은 30개 이상의 병상(병원·한방병원만 해당) 또는 요양병상(요양병원만 해당하며, 장기입원이 필요한 환자를 대상으로 의료행위를 하기 위하여 설치한 병상)을 갖추어야 한다.

42 임산부가 아이를 사산하였을 경우 발급하는 증명서는?

① 시체검안서
② 병리해부서
③ 사태증명서
④ 사망진단서

해설

사태증명서는 자연사산, 인공임신중절, 약제적 사산 등으로 사산하였을 경우 발급하는 증명서이다.

43 종합병원이 갖추어야 할 요건으로 틀린 것은?

① 종합병원은 각종 의료인력과 시설 및 최신의료장비를 갖춘 대형의료기관으로 진료과목과 병상수를 기준으로 하여 분류하는데 나라마다 차이가 있다.
② 종합병원은 100개 이상의 병상을 갖추어야 한다.
③ 100병상 이상 300병상 이하인 경우에는 내과·외과·소아청소년과·산부인과 중 3개 진료과목을 두어야 한다.
④ 필수진료과목 외의 진료과목에 대하여도 해당의료기관에 전속한 전문의를 두어야 한다.

해설

필수진료과목 외의 진료과목에 대하여는 해당의료기관에 전속하지 아니한 전문의를 둘 수 있다.

44 다음 중 의료기관을 개설할 수 없는 자는?

① 의 사
② 국 가
③ 한국보훈복지공단
④ 민법상 영리법인

해설

민법상 비영리법인이 의료기관을 개설할 수 있다.

45 다음 중 의료기관이 아닌 곳은?

① 치과의원
② 조산소
③ 한의원
④ 피부관리실

해설

의료기관(법 제3조)

의원급 의료기관	• 의원, 치과의원, 한의원
조산원	
병원급 의료기관	• 병원, 치과병원, 한방병원, 요양병원, 종합병원

46 다음 중 국민건강보험법의 목적이 아닌 것은?

① 질병의 예방 · 진단
② 부상의 진단 · 치료 · 재활
③ 건강증진에 관한 보험급여
④ 의료인의 복지향상

해설

국민건강보험법은 국민의 질병 · 부상에 대한 예방 · 진단 · 치료 · 재활과 출산 · 사망 및 건강증진에 대하여 보험급여를 실시함으로써 국민보건을 향상시키고 사회보장을 증진함을 목적으로 한다(법 제1조).

47 국민건강보험법상 자격상실의 시기로 옳지 않은 것은?

① 국적을 잃은 날의 다음날
② 수급권자가 된 날
③ 사망한 날
④ 직장가입자의 피부양자가 된 날

> **해설**
>
> 사망한 날이 아니라 사망한 날의 다음 날에 자격이 상실된다(법 제10조 제1항).

48 국민건강보험의 가입자에 의하여 주로 생계를 유지하며 소득 및 재산이 보건복지부령으로 정하는 기준 이하에 해당하는 자로서 피부양자가 될 수 있는 자는?

> ㉠ 직장가입자의 배우자
> ㉡ 직장가입자의 직계비속
> ㉢ 직장가입자의 배우자의 직계비속
> ㉣ 지역가입자의 직계존속

① ㉠, ㉡, ㉢
② ㉠, ㉢
③ ㉡, ㉣
④ ㉣

> **해설**
>
> 피부양자의 범위(국민건강보험법 제5조 제2항)
> 피부양자는 다음에 해당하는 자 중 직장가입자에게 주로 생계를 의존하는 자로서 소득 및 재산이 보건복지부령으로 정하는 기준 이하에 해당하는 사람을 말한다.
> • 직장가입자의 배우자
> • 직장가입자의 직계존속(배우자의 직계존속을 포함한다)
> • 직장가입자의 직계비속(배우자의 직계비속을 포함한다)과 그 배우자
> • 직장가입자의 형제 · 자매

49 요양급여에 해당하는 것으로 알맞게 짝지어진 것은?

> ㉠ 진찰 · 검사
> ㉡ 간 호
> ㉢ 재 활
> ㉣ 예 방

① ㉠, ㉡, ㉢
② ㉠, ㉢
③ ㉡, ㉣
④ ㉠, ㉡, ㉢, ㉣

해설

요양급여의 내용(국민건강보험법 제41조)
- 진찰 · 검사
- 약제 · 치료재료의 지급
- 처치 · 수술 및 그 밖의 치료
- 예방 · 재활
- 입 원
- 간 호
- 이 송

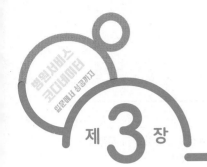

제3장 의료마케팅

01 / 시장세분화(Segmentation)

1. 시장세분화의 개요

(1) 의 의

① 병원이 제품이나 서비스를 판매할 목표 시장을 선정하기 위하여 고객들 간에 존재하는 차이를 상이한 욕구, 행동 및 특성 등 기준으로 전체 시장을 연관된 부분들로 나눔으로써 효율적인 마케팅활동을 수행하고자 하는 과정이다.

② 일정기간에 걸쳐서 특정제품의 마케팅에 대한 예상반응이 유사한 고객들을 집단화하는 과정이다.

③ 최근에는 시간이 지남에 따라 고객의 구매양상이 급속하게 변화하므로 시장세분화에는 시간적 제약이 포함된다.

(2) 목 적

① 세분화된 시장에 적합한 제품을 개발한다.

② 세분화된 제품을 전제로 하는 차별적 마케팅을 시행하거나 혹은 세분시장만을 중심으로 하는 집중적 마케팅을 시행하려고 하는 데 있다.

(3) 전 제

① 소비자의 상이한 욕구가 존재하여야 한다.

② 한 제품으로 전체 소비자 시장의 욕구를 동시에 충족시키기 곤란하여야 한다.

(4) 용어의 정의

시 장	• 소비자들의 집합
시장세분화	• 이런 소비자들의 다양한 욕구를 충족시키기 위해서는 시장을 분류하고 각 시장의 크기, 시장잠재력, 고객 등을 철저히 분석하여 시장을 분류하는 과정
세분시장	• 시장을 특정기준으로 나누어 동질적인 소비자들 구성된 나누어진 시장

(5) 시장세분화의 특징

① 제품 및 마케팅활동을 목표시장의 요구에 적합하도록 조정(욕구가 다른 소비자들에 대해 다양한 마케팅 프로그램을 수립·실시함으로써, 제품과 시장에 대한 소비자의 만족증대 가능성 제고)할 수 있다.

② 기업의 시장경쟁에 있어서 세분화를 통해 세분시장별 약점을 파악하고 분석을 통해 보다 유리한 목표시장선택이 가능하다.

③ 시장세분화의 반응도에 근거하여 마케팅자원과 기타 예산을 보다 효과적으로 배분할 수 있다.

④ 보다 명확한 시장목표설정이 가능하다.

⑤ 소비자의 다양한 욕구를 충족시켜 매출액의 증대를 꾀할 수 있다.

2. 시장세분화 전략수립

(1) 시장세분화의 기준변수

① 고객행동변수 고객의 행동이 의미가 있는 변수이지만 관찰과 측정이 어려워 시행이 어려운 경우가 많다. 심리분석적 변수와 인지 및 행동적 변수로 분류된다.

심리분석적 변수	인지 및 행동적 변수
• 취 미 • 개 성 • 사회계층 • 라이프스타일	• 태 도 • 추구편익 • 구매준비 • 충성도 • 사용률 • 사용상황 • 이용도

② 고객특성변수

행동과 직접 관련이 없다는 문제가 있지만 관찰과 측정이 쉽다. 현실적으로 고객행동과 관련 있는 고객특성변수를 널리 사용하고 있다. 지리적 변수와 인구 통계적 변수로 분류된다.

지리적 변수	인구통계적 변수	
• 국내 각 지역 • 인구밀도 • 도시 크기 • 해 외 • 기후 등	• 나 이 • 성 별 • 가족 규모 • 가족 수명주기 • 소 득 • 직 업	• 국 적 • 인 종 • 언 어 • 교육수준 • 종교 등

(2) 3C 분석(세분시장분석)

3C	평가요소	평가기준
고객(Customer)	• 시장규모 • 시장성장률	• 해당세분시장이 적절한 규모인가? • 성장가능성이 높은 시장인가? • 각 세분시장별 잠재수요는 어느 정도인가?
경쟁사(Competitor)	• 현재의 경쟁자 • 잠재적 경쟁자	• 현재의 경쟁사들이 공격적이고 강력한가? • 새로운 경쟁자들의 진입가능성이 높은가?
자사(Company)	• 기업목표 • 자 원 • 시너지효과	• 기업의 목표와 일치하는가? • 인적, 물적, 기술적 자원을 갖추고 있는가? • 기존브랜드의 마케팅믹스 요소를 연계하여 시너지효과를 가져올 수 있는가?

(3) 시장세분화 전략수립의 과정

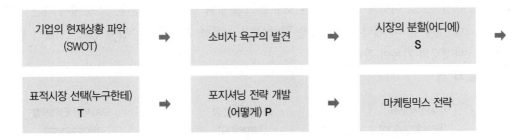

제3과목 병원진료지원 실무 **229**

02 / 표적시장 선정 및 포지셔닝 전략

1. 개 요

(1) STP 전략

① 개 요

㉠ STP는 'From Mass Marketing to One to One with the Customer'로 정의된다. STP는 기존의 매스마케팅, 즉 대량생산과 대중마케팅체제의 종언을 고하는 것이라 할 수 있다. 과거와 달리 경쟁제품이 많아지고 신속하게 진입할 수 있는 시대가 됨에 따라 매스마케팅은 종언을 고하게 되고, 마케팅의 목표가 점차 개별고객을 찾고, 그들과의 장기적 관계를 유지할 수 있도록 고급 데이터베이스 마케팅을 활용하는 것이 목표가 되고 있다.

㉡ 대중고객을 작은 그룹으로 쪼개면 쪼갤수록 회사의 상품을 좀 더 고객의 니즈와 선호에 맞출 수 있다는 것이 STP 전략의 기본가정이다.

㉢ 그러나 현실적으로는 이렇게 고객군을 쪼개고, 거기에 맞춰 상품을 생산·판매하는 것이 비용-효익 측면에서 항상 바람직한 것은 아니다. 즉 어느 정도 선까지 고객을 분류할 것이냐 하는 것이 현실적인 과제가 되는 것이다.

㉣ 물론 컴퓨터 데이터베이스 기술의 발달로, 좀 더 좁게 고객과 상품, 그리고 촉진활동을 하는 것이 점차적으로 가능해 지고 있다. 모든 고객들은 전부 다른 구매습관을 가지고 있다. 그러나 이들을 전부 개개인의 하나로 봐서 마케팅을 할 수는 없다. 따라서 이들을 성별, 종교, 나이, 구매습관, 소득, 심리적 특징 등으로 나눠서 관찰할 수밖에 없다. 그것이 바로 시장세분화가 필요한 이유이다.

㉤ 현실적으로 이렇게 나눠진 모든 소규모 그룹에 다 맞출 수는 없다. 그 중에서 다른 것들에 비해 좀 더 매력적인 그룹을 찾아서 그 그룹에 포커싱할 수밖에 없다. 이것이 바로 타겟팅의 기본이 된다.

② 절 차

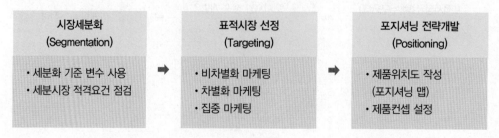

시장세분화 (Segmentation)		표적시장 선정 (Targeting)		포지셔닝 전략개발 (Positioning)
• 세분화 기준 변수 사용 • 세분시장 적격요건 점검	➡	• 비차별화 마케팅 • 차별화 마케팅 • 집중 마케팅	➡	• 제품위치도 작성 (포지셔닝 맵) • 제품컨셉 설정

2. 표적시장 선정 및 포지셔닝 전략

(1) 표적시장 선정(Targeting)

① 여러 세분시장 중에서 자사의 경쟁우위와 기업환경을 고려했을 때 자사에 가장 유리한 시장기회를 제공할 수 있는 특화된 시장을 선정하는 과정이다.

② 표적시장은 기업이 역할을 결정한 공통적인 욕구와 특징을 공유하는 소비자 집단으로 구성된다.

③ 기업은 좀 더 뛰어난 화력(Firepower)을 가져다주는 세분시장을 표적으로 삼아야 한다. 각 세분시장에서 자신의 경쟁역량과 성공 필요조건들을 비교 · 검토해 보면 목표 시장을 더욱 지혜롭게 선택할 수 있다.

④ 표적시장 마케팅 전략의 유형과 장단점

유 형	의 의	장 점	단 점
비차별화 마케팅	• 세분시장의 차이를 무시하고 한 가지 제품만으로 전체시장에 접근하는 마케팅	• 대량생산 및 대량마케팅으로 비용의 경제성 실현	• 이미지 차별성이 없는 제품의 제공 • 경쟁사가 쉽게 침범 가능 • 다양한 소비자의 욕구를 만족시키지 못함
차별화 마케팅	• 여러 세분시장을 표적시장으로 삼고, 이들의 시장에 차별화된 제품을 제공 하는 마케팅	• 소비자 인식 및 이미지 강화 • 높은 판매량, 고수익, 지배적 시장점유율	• 비용과다, 수익저하 우려 • 제살 깎기
집중 마케팅	• 자원이 한정되어 있는 경우 큰 시장에서 낮은 시장 점유율을 추구하기보다는 하나 혹은 몇 개의 세분시장에 집중함으로써 그 시장 내 높은 점유율을 확보하려고 하는 마케팅	• 한정된 자원으로 효율 극대화 • 좁게 분류한 시장의 욕구에 더욱 부합 • 소기업이 대기업에 대응하여 경쟁이 가능 • 강력한 포지셔닝	• 지나친 세분화로 제품 및 기업이미지 고착화 • 대기업 경쟁사가 니치 마켓에 더욱 효과적으로 대처할 가능성 • 소비자 기호변화에 따라 순식간에 시장이 사라질 위험이 있음

(2) 포지셔닝 전략

① 표적시장 선정 후 기업은 자신이 제공하는 제품이나 서비스의 핵심혜택들을 표적 고객에게 알리기 위하여 자사의 상품을 포지셔닝해야 한다.

② 포지셔닝이란 상품의 핵심혜택과 차별화를 고객의 마음속에 심기 위한 노력이다.

③ 포지셔닝 분석절차

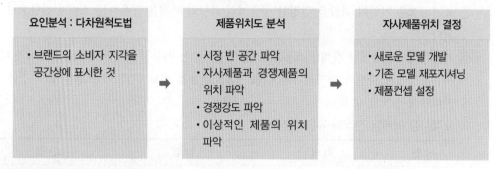

요인분석 : 다차원척도법	제품위치도 분석	자사제품위치 결정
• 브랜드의 소비자 지각을 공간상에 표시한 것	• 시장 빈 공간 파악 • 자사제품과 경쟁제품의 위치 파악 • 경쟁강도 파악 • 이상적인 제품의 위치 파악	• 새로운 모델 개발 • 기존 모델 재포지셔닝 • 제품컨셉 설정

④ 병원서비스 포지셔닝

포지셔닝컨셉	• '최고로 잘하는 것'의 관점에서 포지셔닝 • 병원이 고객에게 제공한 서비스에 대한 약속 • 병원이 고객을 위해 무엇을 어떻게 하겠다는 의사표명
포지셔닝의 중요성	• 새로운 서비스 이미지를 창조해야 할 때 매우 중요 • 기존의 서비스가 이미 고객의 마음에 구축된 이미지를 유지하고 강화할 때 중요함 • 재포지셔닝은 고객의 마음속에 자리 잡힌 기존의 서비스에 대한 이미지를 변화시키는 데 사용됨

⑤ 포지셔닝 슬로건

병원이 제공하길 원하는 핵심 이미지를 담고 있어야 하고 포지셔닝이 슬로건을 의미하는 것은 아니지만 고객의 머릿속에 강하게 각인되기 위해 슬로건처럼 보일 필요가 있다.

강조점	포지셔닝의 예
속 성	• 충치예방 및 억제에 효능이 있는 자일리톨껌 • 마시는 비타민 C, 비타 500
가격 및 품질	• T끼리 온가족 할인 가입하면 반값, SK텔레콤 • 좋은 기름, S-oil
경쟁자	• 싼타페에 갔다. 좋은건 다 옵션이란다. GM대우 윈스톰 • 굿바이 폴, 해지스(폴로와 빈폴을 겨냥)
용 도	• 존슨즈 베이비오일은 건조하고 거친 부위에 좋습니다. • 빠른 갈증 해소, 게토레이
사용자	• 여성을 위한 KB카드 eQueens • 접대가 많은 비즈니스맨을 위한 컨디션

03 / 서비스마케팅

1. 마케팅의 개념

(1) 마케팅의 의의

① 거시적 관점 : 생산에서 소비에 이르는 재화 및 서비스의 흐름에 포함되는 모든 기업활동을 말한다.

② 미국마케팅협회의 정의 : 기업이 시장경쟁체제에서 생존과 성장을 위하여 고객을 만족시키는 제품, 가격, 유통, 촉진활동 등을 계획하고 실행하는 모든 활동을 말한다.

③ 한국마케팅학회의 정의 : 마케팅은 조직이나 개인이 자신의 목적을 달성시키는 교환을 창출하고 유지할 수 있도록 시장을 정의하고 관리하는 과정이다.

④ 마케팅 개념의 변화

> 생산지향→판매지향→마케팅지향→고객가치지향

(2) 마케팅의 특성

① 판매와 마케팅의 차이점

구 분	판 매	마케팅
사 고	• 제품을 어떻게 팔 것인가를 우선시하는 기업 중심적인 사고방식	• 고객을 어떻게 만족시킬 것인가에 대한 고객 지향적인 사고방식
목 적	• 판매량 중시	• 소비자의 이익중시 • 소비자 만족을 통한 이윤창출
강 조	• 제품 자체의 강조	• 소비자 욕구의 강조
지 향	• 기업지향적	• 시장지향적
연 구	• 기업은 먼저 제품을 만든 후 그것을 어떻게 이익을 올리며 판매하느냐를 연구	• 기업은 소비자가 원하는 바가 무엇인지를 파악하고 그를 만족시키기 위해 어떤 제품을 생산하고 기업이익에 맞게 어떻게 유통시킬 것인가를 연구
욕 구	• 판매자의 욕구나 필요의 강조	• 소비자의 욕구, 필요의 강조
종 료	• 판매시점에서 종료	• 고객이 만족함으로써 종료
활 동	• 교환활동	• 창조적 활동

(3) 마케팅의 적용분야

① 영리조직

② 비영리조직 : 대학, 교회, 정당, 환경단체

③ 개인 : 홈페이지, 학력과 경력을 쌓는 것

2. 마케팅의 유형

(1) 서비스마케팅

① 일관되고 신뢰성 있는 서비스를 제공하여 특정서비스에 대한 고객의 욕구를 충족시킴으로 써 조직의 목표를 달성하기 위하여 마케팅믹스를 계획하고 실행하는 과정이다.

② 병원서비스마케팅은 신규고객 획득은 물론 기존고객의 유지와 관계형성에 중점을 둔다.

③ 서비스마케팅과 제품마케팅 : 서비스마케팅은 고객과의 관계에 초점을 맞추는 반면, 제품 마케팅은 제품의 거래에 의존한다.

구 분	서비스마케팅	제품마케팅
핵심개념	• 고객과의 관계 형성 유지 • 신규고객 유치보다 기존 고객을 유지하고 향상시키는 데 중점을 둠	• 제품의 거래, 유통
고객과의 관계	• 참여와 상호작용에 의해 이루어짐	• 일방적임
소비자의 가격민감도	• 가격책정이 어려운 특성으로 가격 민감도 가 낮은 편임(예 감동적인 영화 한편)	• 가격에 민감함
품질 결정	• 행위와 과정에 의해 이루어짐	• 결과에 의존함

④ 서비스 촉진활동의 유형

㉠ 판매촉진 : 단기적 촉진으로써 즉각적으로 소비자의 반응을 유도하기 위한 것이다. 판촉 은 매출을 자극하는 가장 좋은 수단이며 그 비중이 점차 높아지고 있지만 지나친 과신은 병원과 브랜드자산에 해를 끼칠 수 있다.

가격적인 판촉	• 가격할인 • 환불과 상환
비가격적인 판촉	• 샘플, 쿠폰, 프리미엄, 경연대회 등 고객 로열티를 높이기 위한 프로그램

㉡ 광고 : 광고는 고도의 대중성을 보이는 커뮤니케이션 양식으로 라디오, 신문, 잡지, TV 등의 광고매체를 활용하는 것이다. 동일한 메시지를 여러 번 반복하여 내보내는 침투성 이 높은 매체이고 대규모 표적시장에 효율적이다. 시각뿐 아니라 청각 등 다양한 감각기

관을 이용하므로 기업 이미지나 제품을 극대화하고 표현력 또한 매우 높지만 비인간적 매체이기 때문에 판매원과 같은 설득력을 지니기 어렵고 비용 또한 많이 드는 단점이 있다.

ⓒ 인적 판매 : 한사람 또는 그 이상의 잠재고객과 직접 대면하면서 대화를 통하여 판매를 실현시키는 방법으로 고객과 생생하면서 즉각적인 상호작용이 가능하기 때문에 가장 효과적인 수단이다.

ⓓ 홍보 : 대중매체를 통해 정보 또는 기사의 형태로 보도하므로 소비자들이 보다 진실하고 신뢰할 수 있는 메시지로 받아들여 수요를 자극할 수 있다.

(2) MOT 마케팅

① MOT (Moments of Truth)는 접점마케팅 즉, 고객과 접하는 모든 순간을 의미한다. 단 한 순간에서 고객에게 부정적인 인상을 주게 되면 전체적인 평가가 부정적이 될 수 있다.
② 곱셈의 법칙이 적용된다.
③ '고객에게 어떠한 인상을 심어주고 고객을 얼마나 만족시키는가?'가 핵심이다.
④ 접점별 환자의 잠재적 욕구(Wants)를 파악하여 충족시켜 주어야 한다.
⑤ 각 구성원들의 접점활동은 병원 이미지와 바로 직결되므로 매뉴얼화된 응대가 필요하다.

(3) 구전 마케팅(Word of Mouth Marketing)

① 고객 간에 서로 주고받는 의사교환에 의한 마케팅을 말한다.
② 기업의 일방적 홍보보다 신뢰도가 높다.
③ 주로 충성도가 높은 고객, VIP 고객, 불만환자였다 만족을 느끼게 된 고객이 구전마케팅의 축을 담당한다.
④ 불만고객 중 13%는 이를 20명 이상에게 불만을 이야기한다.
⑤ 초기 개원사실고지를 위해 광고매체를 활용하지만, 점차적으로 구전마케팅, 홍보 등으로 진전시켜 나가는 것이 바람직하다.

> **더 알아보기**
>
> 구전마케팅 점검사항
> • 오늘 이 시간 우리병원을 고객은 어떻게 알고 찾아오는가?
> • 구전의 중요성을 알고 무엇을 하였나?
> • 구전과 관련한 제공자들에게는 어떤 관리를 행하였나?
> • 제공자에게는 적절한 보상을 하였는가?

(4) 온라인 마케팅(On-line Marketing)

① 정보제공자와 수용자 간의 커뮤니케이션이 용이하다.

② 시공간의 제약이 없고 무제한적으로 정보공유가 가능하다.

③ 고객 맞춤형 정보전달이 가능하다(실시간, 1:1 마케팅 가능).

④ 기업과 소비자 간에 직접 거래로 비용절감의 효과가 있다.

⑤ 소비자의 입장에서는 자신의 의견 반영이 가능하다(게시판).

⑥ 온라인 컨텐츠를 만든다.

　㉠ 홈페이지를 만든다. 홈페이지의 기획포인트는 다음과 같다.

- 병원 홈페이지의 목적은 무엇인가?
- 고객과의 커뮤니케이션을 위한 방법은 무엇인가?
- 고객신뢰향상을 위한 표현에는 어떤 것이 있는가?
- 치료사례(Before/After), 이용후기, 문의게시판 등 게시판 운영계획은 어떻게 세웠는가?
- 진료에 대한 전문성을 표현하고 있는가?
- 홈페이지 컨셉이 진료과목을 이용하는 고객층과 일치하는가?
- 진료과목의 수요는 얼마나 되는가? 또 경쟁업체는 어느 정도인가?
- 경쟁업체의 강점은 어떤 것이 있는가?
- 당신의 경쟁우위 강점은 무엇인가? 강점에 대한 표현은 어떻게 하고 있는가?
- 고객유입을 위한 키워드는 조사하였는가?
- 각 키워드에 해당하는 컨텐츠는 홈페이지에서 충분히 제공하고 있는가?
- 광고집행계획은 세웠는가?
- 충성고객으로 만들기 위한 마케팅에는 무엇이 있는가?

　㉡ 블로그는 비용이 들지 않고, 친숙한 분위기에서 정보의 전달이 가능하고 양질의 콘텐츠를 제공할 수 있다.

　㉢ 지식IN은 바이럴마케팅(입소문마케팅)의 하나로 네티즌들이 광고라고 인식하지 않는 장점과 저비용으로 높은 홍보효과를 가져올 수 있다.

　㉣ 소비자의 행동

Interest(관심)	Search(검색)	Comparison + Examination (비교+검증)	Action(행동)	Share(공유)

3. 의료마케팅

(1) 의 의

① 환자에게 적절한 의료서비스를 제공함으로써 국민건강의 유지, 발전과 병원의 설립목표를 실현하고 경영활동을 합리적으로 수행하는 과정이다.

② 병원은 인술을 다루는 병원의 특성상 의료의 광고나 홍보가 제한적인 사회적 마케팅(Social Marketing)에 속한다.

(2) 의료마케팅의 필요성

① **의료경쟁의 심화** : 의료기관의 양적팽창과 인터넷 보급률의 급증으로 보건의료환경도 갈수록 경쟁이 치열해지고 있다.

② 의료복지에서 의료산업으로 개념의 이동되었다. 종전에 병원경영이 국민의 건강과 복지의 향상·증진을 도모하는 것이었다면, 최근에는 의료분야에서 고객만족을 통한 이윤창출을 꾀하고 부수적으로 높은 생산유발효과와 고용창출효과 등을 목적으로 한 의료산업으로 개념이 이동하면서 의료마케팅의 필요성이 증대하였다.

③ **고객의 힘 증대** : 고객의 의학지식 증가, 소비자의식 향상, 소비자보호제도의 제정 등으로 고객의 힘이 증대되었다.

④ **프로슈머(Prosumer)의 시대**

프로슈머는 1980년 앨빈 토플러의 저서 '제3물결'에서 최초로 사용한 단어로, Produce(생산자)와 Consumer(소비자)가 결합되어 만들어진 신조어이다. 오늘날의 마케팅은 이러한 변화 속에서 고객들과의 커뮤니케이션에 중심을 두며, 기업들도 프로슈머 영입에 총력을 기울이고 있다. 급속도로 변화하는 온라인 속에서 프로슈머는 더욱 가속화되고 있으며 병원은 이 같은 고객성향을 이해하지 못한다면 프로슈머인 환자들에게 외면당하고 만다.

(3) 의료마케팅의 효과

① 고객만족을 통한 이윤창출 및 효율적 경영

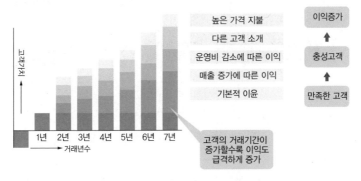

고객의 거래기간 증가와 이익기여

안심Touch

② 만족한 고객이 운영비 감소에 기여하는 효과

충성고객이 병원을 잘 알게 되어 오는 이익	병원이 고객을 잘 알게 되어 오는 이익
• 충성고객은 병원이나 진료 서비스를 잘 알기 때문에 문의나 정보 요구가 적음 • 병원의 실수에 대해 수정할 기회를 주고 대화를 통해 해결하려 함	• 고객을 잘 알고 있으므로 업무처리가 쉽고 시간이 절감됨 • 고객의 건강상태를 잘 알고 있으므로 추가 진료에 따른 매출증가로 이어짐

③ 충성고객의 고객추천

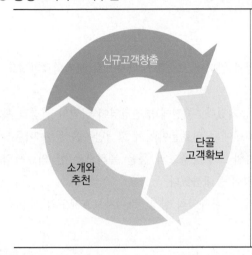

추천과 소개에 의해 찾아온 고객의 장점

• 진료 가능성이 높음 : 소개에 의해 찾아온 고객은 처음부터 병원에 대해 어느 정도 신뢰감을 가지고 있어 진료가 이루어질 확률이 높음. 소개는 광고, 판촉보다 월등한 마케팅 효과가 있음
• 한 병원의 조사에 따르면 구전(68.6%)>인터넷(15.7%)>지나다니며(14.3%) 순으로 소개와 추천이 압도적인 비율
• 병원을 알게 된 경로 파악
• '저희병원 어떻게 알고 오셨어요?' 마케팅적으로 활용
• 소개해준 사람에 대한 감사 인사도 잊지 말 것(시술 쿠폰제공, 이벤트 등)

(4) 의료서비스 마케팅믹스(7P)

① 의료서비스 마케팅은 기존 서비스마케팅전략 4가지 요소 외에 3가지 마케팅 요소가 추가되는데, 그 중 인적 의존도가 높은 만큼 People은 중요한 요소로 부각된다.

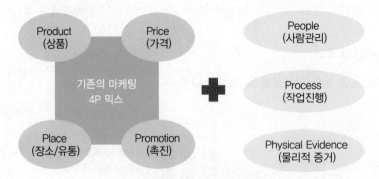

② 7가지 서비스마케팅믹스 요소의 특징

Product	• 유형의 제품보다 서비스와 같이 또 다른 특성이 부가된 무형적 요소가 중요시 됨 • 기업은 산업 내 자사서비스의 위치를 분석하여 서비스 계열의 확장 또는 축소에 대한 결정을 내려야 함→여기에는 진료의 종류와 품질, 진료 스타일, 치료 후 관리서비스에 관련한 것들을 포함하는 것으로 이러한 서비스 계열의 범위에 의해 차별화 마케팅 전략을 구사할 것인지 비차별화 마케팅 전략을 구사할 것인지를 결정할 수 있음
Price	• 기업은 이익의 극대화, 시장점유율 증대 등의 기본적인 방침에 따라 가격을 결정함 • 이 때 고객의 반응, 경쟁사의 가격, 수요와 공급, 원가구조에 대한 분석을 통해 경쟁력 있는 가격을 제시해야 함 • 또한 가격이 촉진분야(Promotion)에 흡수되어 촉진 도구로 쓰이기도 하므로 원가계산 등의 전통적 접근보다는 치료비를 통해 어떻게 유통경로를 넓히고 시장 점유율을 확대할 것이냐에 대한 관심이 높아지는 추세임 • 제품의 경우 구매 후 대금을 지불하는 반면 서비스의 경우 서비스가 수행되기 전 혹은 제공되는 즉시 대금이 지불되는 특징이 있음
Place	• 상품을 어떤 경로를 통해 유통시킬까를 결정하는 문제 • 병원서비스에서는 접근/전달 방법을 의미하여 환자와 병원 간 의사소통을 좀 더 원활하게 하여 진료서비스를 효율적으로 제공하기 위한 통로라 할 수 있음
Promotion	• 마케팅목표를 달성하기 위해 광고, 인적판매, 홍보, 판매촉진 등을 효과적으로 결합하여 활용하는 활동으로 불특정다수를 대상으로 한 광고나 홍보 • 이 때 고객에게 일관된 브랜드 이미지를 전달하기 위해 통합적 관리가 필요함
People	• 서비스 제공자로 병원서비스의 경우 서비스 제공자에 대한 인적 의존도가 높아 사람의 문제가 매우 중요한 요소로 부각됨
Process	• 서비스가 제공되는 절차 • 포괄적 의미에서 서비스 제공 및 운영시스템 전체를 포함함
Physical Evidence	• 서비스 수행을 촉진하는 유형의 요소들로 서비스가 전달되는 환경을 말함 • 서비스 제공 공간, 장비안내 책자, 치료주의사항, 팸플릿, 장비 등을 포함하며 서비스 품질에 대한 단서로써 고객의 기대와 평가에 영향을 줌

③ 병원 마케팅 전략의 실제

Service Concept	차별적 마케팅 전략	비차별적 마케팅 전략
Product	• 광범위한 서비스 제공으로 포지셔닝 • 세분화된 전문인력을 확보하여 환자를 위한 개별화된 서비스 • 서비스 확장에 집중(예 금연클리닉, 알코올중독증 관리, 당뇨쿨)	• 좁은 범위의 서비스에 집중 • 효율성 개선에 주력 • 이미 검증된 서비스를 채택 • 병원의 핵심적인 욕구를 충족시키는 것에 집중
Price	• 원가효율성은 어려움 • 전문화되고 차별화된 의료서비스 제공에 집중 • 가격경쟁에는 민감하게 관심을 두지 않음 • 할증가격결정(Premium Pricing) 방법을 사용 • 환자 단위당 수익에 초점	• 박리다매 전략 • 원가를 분석해 절감방안 마련 • 주요경쟁병원에 대응해 가격 부과 • 환자수 증가에 초점
Place	• 병원을 이용함으로써 편리한 생활공간을 제공 • 휴일진료→시간적 접근성을 높임 • 전문진료→정보적 접근성을 높임 • 30분 대기 3분 진료가 아닌 의사와 충분한 면담시간 확보 • 입원 등 행정절차의 간소화	• 환자 대기시간의 단축 • 검사시간의 단축과 빠른 결과통보
Promotion	• 다양한 광고매체 및 인적판매 활용	• 가능한 한 많은 환자에게 접근하기 위한 대량광고

4. 관계마케팅

(1) 의 의

① 종전의 생산자 또는 소비자중심의 한쪽 편중에서 벗어나 생산자(판매자)와 소비자(구매자)의 지속적인 관계를 통해 서로 윈윈(Win-Win)할 수 있도록 하는 관점의 마케팅 전략으로 기업과 고객 간 인간적인 관계에 중점을 두고 있다.

② 고객과 끊임없이 대화하면서 관계를 강화하고 원하는 제품을 정확히 파악해 고객만족도를 높이는 대응전략이 관계마케팅의 핵심이다.

(2) 기존마케팅과 관계마케팅의 비교

① 고객을 보는 시각

기존의 마케팅에서처럼 판매의 극대화를 목표로 하는 구매자의 입장에서, 고객과의 장기적 거래유지를 통한 수익 창출을 유지하는 동반자로 보는 견해이다. 단기적 거래실적보다는 장기적인 고객 생애가치에 중점을 둔다.

② 업체와 고객 간 의사소통의 방향

기존마케팅이 매스미디어를 통해 기업으로부터 고객으로의 일방적 메시지 전달에 의존했다면, 관계마케팅은 다양한 수단을 통해 쌍방향커뮤니케이션을 강조한다. 고객으로부터의 정보전달이 중요시되며, 이는 고객에 대한 서비스 차별화의 기초가 된다.

③ 경제패러다임

규모의 경제에서 범위의 경제로의 전환이다. 기존에는 가능한 한 많은 고객에게 많은 제품을 판매하는 대량생산, 대량판매에 의한 규모의 경제를 지향했다면, 관계마케팅은 한 고객에게 다양한 제품을 판매하거나 거래기간을 장기간 연속적으로 유지하는 범위의 경제를 도모한다.

④ 마케팅 성과측정의 지표

마케팅 성과측정의 지표가 시장점유율에서 고객점유율로 바뀐다. 고객점유율은 한 고객의 생애가치 중에서 특정회사가 차지하는 비중을 의미한다. 종래에는 불특정다수의 고객을 하나의 동질적 시장으로 보고 이 시장에서의 점유율을 높이는 것이 주 목표였으나, 관계마케팅에서는 고객 개개인을 하나의 독립된 시장으로 보고, 개별고객당 관련부분 지출액에서 자사 상품매출의 비중 즉, 고객점유율을 높이려고 한다.

⑤ 차별화나 관리의 초점

차별화나 관리의 초점이 상품뿐만 아니라 고객으로 확산된다. 이제 상품차별화 못지않게 고객을 차별화하는 것이 중요해지고, 상품만이 아니라 고객도 관리해야 한다. 기업의 이익은 상품에서 나온다기보다는 고객에서 나오기 때문이다.

04 / 고객만족도 조사

1. 고객만족도 조사의 개념

(1) 의 의

① 병원이 제공하는 서비스에 대하여 서비스 이용자인 고객이 서비스 활동 전반이나 특정서비스를 평가하는 조사이다.

② 병원이 제공하는 서비스가 고객중심적으로 구체적이고 다양하게 이루어지고 있는지, 고객의 기대를 어느 정도 충족시켜 주고 있는지를 측정함으로써, 향후 병원서비스의 방향과 수준 설정을 위한 기준으로 활용한다.

③ 궁극적으로 고객만족 극대화와 고객 로열티(Loyalty) 확보를 목적으로 한다.

(2) 고객만족의 3요소

① 제품요소
  ㉠ 하드적 가치 : 디자인, 스타일, 색상, 상표, 편리성
  ㉡ 소프트적 가치 : 품질, 기능, 성능, 효능, 가격

② 서비스적 요소 : 점포서비스, 판매원의 접객서비스, 애프터정보서비스

③ 기업이미지 : 사회공헌활동, 환경보호활동 등

> **더 알아보기**
>
> 서비스 평가의 측정(SERVQUAL 모델)
>
> | 차 원 | 의 미 |
> |---|---|
> | 신뢰성
(Reliability) | • 약속한 서비스를 믿게 하며 정확하게 제공하는 능력, 약속한 진료시간 준수, 진료비청구의 적절성 등이 평가대상이 된다. |
> | 확신성(보장성)
(Assurance) | • 고객들에게 보여주는 의료서비스 질과 예절, 그리고 고객들로 하여금 신뢰, 능력, 신용을 느끼게 해주는 능력 등을 평가한다. |
> | 유형성
(Tangibles) | • 서비스는 보이지 않으므로 소비자들은 유형의 설비나 장치, 종업원들의 차림새 등으로 서비스의 질을 측정한다. |
> | 공감성
(Empathy) | • 문제를 해결할 때 고객의 개인적인 요구에 대한 배려, 고객에 대한 관심, 고객요구의 경청, 고객지향적인 시간배려, 진심어린 서비스 등을 평가한다. |
> | 반응성
(Responsiveness) | • 고객들의 다양한 요구에 얼마나 즉각적인 서비스를 제공하느냐를 평가대상으로 한다. |

2. 고객만족도 조사의 원칙 및 절차

(1) 고객만족도 조사의 3원칙

① 계속성의 원칙 : 정기적으로 계속 실시하여 그 전의 상태와 비교해서 그 추이를 파악할 수 있어야 한다.

② 정량성의 원칙 : 고객만족도 조사결과는 비교가능하도록 정량적인 조사이어야 한다.

③ 정확성의 원칙 : 조사항목은 충분한가? 조사표본은 적절한가? 조사담당자는 적절한 조사능력을 갖고 있는가? 등을 고려하여 조사의 정확성을 면밀하게 검토할 필요가 있다.

(2) 고객만족도 조사과정

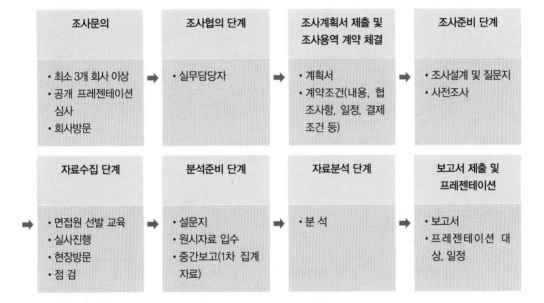

조사문의	조사협의 단계	조사계획서 제출 및 조사용역 계약 체결	조사준비 단계
• 최소 3개 회사 이상 • 공개 프레젠테이션 심사 • 회사방문	• 실무담당자	• 계획서 • 계약조건(내용, 협 조사항, 일정, 결제 조건 등)	• 조사설계 및 질문지 • 사전조사

자료수집 단계	분석준비 단계	자료분석 단계	보고서 제출 및 프레젠테이션
• 면접원 선발 교육 • 실사진행 • 현장방문 • 점 검	• 설문지 • 원시자료 입수 • 중간보고(1차 집계 자료)	• 분 석	• 보고서 • 프레젠테이션 대 상, 일정

(3) 설문지 작성

① 설문지의 중요성

㉠ 설문지는 조사자료를 얻기 위한 측정도구의 집합체이자 조사를 통해 얻고자 하는 모든 정보를 하나의 표준화된 양식으로 집약해 놓은 것이다.

㉡ 조사항목을 카테고라이즈화하여 설문항목을 작성하는 것이 조사자료 분석 시 용이하고 일관성이 있다.

② 설문지 작성과정

질문내용 결정	질문(문항) 작성	질문(문항) 작성	사전테스트	설문인쇄
• 꼭 필요한 정보 • 비용대비 효용가치가 큰 정보 • 설문을 통해 얻을 수 있는 정보 • 자료수집 방법에 부합되는 정보	• 한 가지 질문에 한 가지 내용만 표현 • 유도, 강요하는 표현 금지 • 응답자를 비하하거나 무시하는 표현 금지 • 응답하기 곤란한 질문은 간접질문으로 질문목적에 적합한 질문유형 선택	• 주제에 대한 오리엔테이션 질문 • 쉽고 흥미를 끌 수 있는 질문 • 단순 질문에서 복잡한 질문순서로 • 일반적인 질문에서 구체적 질문순서로 • 고객의 인지, 경험, 태도 순서로 • 사적이고 민감한 질문은 맨 뒤로	• 사전테스트 결과 신뢰도가 낮은 질문은 정확하게 수정 • 동일한 내용, 형식, 인쇄양식의 설문 이용	• 설문의 양이 작게 보이는 양식 • 관심을 끌 수 있는 디자인 • 응답자의 응답 편의를 고려한 편집

(4) 고객만족도 조사방법

① 조사유형

	대인면접조사	우편설문조사	전화조사	인터넷조사
장점	• 응답자의 확인이 가능 • 비교적 긴 시간동안 많은 질문을 할 수 있고 정확한 질문과 응답을 얻을 수 있음 • 응답률이 높아 정해진 조사기간 내에 조사를 완료할 수 있어 가장 융통성 있는 자료수집 방법임 • 표본분포의 통제가능	• 표본분포가 폭 넓고 대표성을 지닐 수 있음 • 면접오류가 없음 • 현장조사자가 필요 없음 • 조사비용 저렴 • 솔직한 응답가능 • 충분한 응답시간 • 모집단의 특정부분에 대한 접근성이 용이함	• 표본분포가 폭 넓음 • 현장조사가 필요 없음 • 조사비용 저렴 • 신속한 정보획득 • 응답 회수율 높음 • 간단하고, 경제적인 회수	• 동영상, 3차원 이미지, 사운드 등 포함가능 • 광범위한 발송이 가능 • 표본수 증가에 따른 추가 비용 발생이 적음 • 양방향 커뮤니케이션이 가능 • 설문의 빠른 회수 실시간 분석이 가능 • 24시간 조사 수행가능

단점	• 조사비용이 많이 소요 • 면접자의 감독으로 인한 답변에 영향 • 익명성의 비보장	• 질문에 대한 통제불가능 • 포괄적인 조사와 같은 특정질문을 할 수 없음	• 면접시간이 5분 이내이어야 함 • 질문이 짧고, 적절해야 함 • 질문 유형이 제한됨 • 전화를 가지지 못한 사람, 전화부에 미기재된 사람은 면접할 수 없음	• Spam에 대한 네티즌의 부정적 인식 • 인터넷 사용자로 표본이 편중 • 조사에 능동적으로 응하는 사람만 조사가 가능하여 대표성 상실의 가능성

② 조사방식

㉠ 환자만족도에 관한 조사는 정량적 방법과 정성적 방법의 조합이 필요할 때가 많다. 먼저 어떤 면의 서비스가 만족을 가져오는지 알기 위해 정성적 연구를 시작하고 나서 정량적 방법을 사용하여 얼마나 만족하였는지, 그리고 다양한 영역의 서비스가 서로 어떻게 환자의 만족도에 작용하였는지 관찰할 수 있다. 만일 정량적 방법으로 해석이 불분명하다면 정성적 방법을 통해 정보를 얻을 수 있다.

㉡ 정성적 방법은 서비스와 이에 대한 환자들의 경험을 서술하는 데 적절한 방법이 된다. 환자의 감정과 반응경험들에 대한 깊이 있는 정보를 얻을 수 있다. 정량적 방법은 다양한 서비스의 분야에 대한 환자가 만족하는 정도에 대하여 환자가 응답하기에 적절한 방법이다. 대부분의 연구는 이 두 가지 방법을 모두 필요로 한다.

더 알아보기

고객만족경영과 고객가치경영

구 분	고객만족경영	고객가치경영
의 의	• 병원의 의료활동을 포함하여 병원경영활동 전반에 관한 모든 초점을 고객(환자) 중심으로 전개하고 고객(환자)가치 창출의 극대화를 우선 목표로 하는 경영방법	• 주로 명품기업이나 소수의 대기업에서 운영하는 방침으로써 비싸거나 유용하지 않아도 자사의 제품을 소유하고 있는 것만으로 가치를 느끼게 하자는 약간의 귀족경영방침
비 교	• 고객만족 증대 목표 • 고객만족도 평가 • 가치의 제공 • 모든 고객은 동일함 • 고객=가치의 수동적 소비자 • 고객이 기업을 선택 • 고객접점 관리 • 구체적 실천 툴과의 연계부족 • 기존고객중심	• 고객가치 혁신 목표 • 비용대비효과 평가 • 가치의 상호교환 • 모든 고객은 동일하지 않음 • 고객=가치의 능동적 창조자 • 기업도 고객을 선택 • 고객 라이프사이클 고려 • 다양한 마케팅 툴 연계 • 기존고객+신규고객

05 / 병원 모니터링의 의의 및 방법

1. 병원서비스 모니터링의 개념

(1) 모니터링의 의의

① 병원의 서비스를 제3의 눈으로 객관적인 점검을 시행함으로써 고객중심의 서비스를 만들어 가는 것을 말한다.

② 고객으로 가장한 사람으로 하여금 병원에서 진료를 받는 과정에서 경험한 강점, 약점을 보고하게 하는 것이다.

(2) 병원서비스 모니터링의 필요성

① 병원의 서비스품질을 재평가하여 병원서비스개선과 더불어 고객의 불평(Complain)을 최소화한다.

② 병원내부 근무환경의 안정화와 병원서비스의 고품격화를 꾀한다.

2. 병원 모니터링 방법

(1) 병원 모니터링의 항목

① 병원의 입지 주변환경 및 실내외 환경상의 문제점파악, 지역인구, 인근병원의 수, 경쟁병원을 비교하여 모니터링

② 고객만족에 영향을 미치는 요인

의사요인	• 의술, 진료내용의 설명, 고객을 위한 친절하고 성의 있는 태도분석 등
직원요인	• 친절도, 고객질문에 대한 설명, 고객에 대한 성의 정도의 분석 등
진료절차 및 대기시간요인	• 진료 전 접수 및 소속절차의 간편성, 진료대기시간, 예약제, 진료의 시간, 진료비용의 적정, 진료비에 대한 설명, 서비스 차별성
내부환경요인	• 병원의 실내분위기, 현대적인 의료시설, 위생상태, 대기실의 자료구비 정도, 편의시설
외부환경요인	• 주차시설, 교통의 편리성 위치근접성 등을 분석평가

(2) 모니터링 실습

① 진료권 파악과 분석을 통한 계획수립

② 모니터요원의 현장 사전방문

③ 병원 모니터링을 실시할 때 구체적으로 의료서비스에 대한 고객만족 요인이 무엇인지를 체계적으로 정립할 필요가 있다.

(3) 병원 모니터링의 분석대상

① Human Ware(고객이 느끼는 직원의 고객지향도)

    ㉠ 휴먼웨어적인 접점은 직원의 고객지향적인 정신과 고객이 만나는 접점인 인적 요소로 직원의 판단과 행동양식이 고객의 만족도에 직접 영향을 주게 된다.

    ㉡ 주요내용

- 직원들의 설명이 친절한가?
- 인간에 대한 존엄성을 가지고 진료하는가?
- 환자의 마음을 먼저 읽으려고 노력하는가?
- 질문에 대하여 관심을 갖고 대답을 하는가?

② Soft Ware(고객이 접하는 서비스 시스템)

    ㉠ 소프트웨어적인 접점은 서비스와 일이 처리되는 속도와 정확성 등 무형요소에 대한 고객의 인상과 평가를 말한다.

    ㉡ 주요내용

- 예약시간은 잘 지켜지는가?
- 검사의 결과는 신속한가?
- 필요할 때 쉽게 직원의 응대를 받을 수 있는가?
- 민원시스템이 잘 갖추어져 있는가?

③ Hard Ware(고객이 보고 느끼고 체험하는 공간)

    ㉠ 하드웨어적인 접점은 고객이 직접보고 접촉하는 건물, 사무실, 주차장 등 각종시설과 설비 등 유형요소에 대한 체험을 말한다.

    ㉡ 주요내용

- 병원 내 안내표지판이 잘 보이는가?
- 승강기 사용이 편리하게 되어 있는가?
- 장애인에 대한 편의시설이 잘 갖추어졌는가?
- 주차시설이 잘되어 있는가?
- 교통이 편리한가?
- 위치는 접근하기 좋은가?
- 병원 내 환자보호자 전용식당은 있는가?

(4) 모니터링요소

성공적인 모니터링을 위한 6가지 요소로 대표성, 객관성, 차별성, 신뢰성, 타당성, 유용성 등이 있다.

① 대표성

  ㉠ 모니터링 대상접점을 통하여 전체 접점서비스의 특성과 수준을 측정할 수 있어야 한다.

  ㉡ 모니터링 대상접점은 하루의 모든 시간대별, 요일별 및 그 달의 모든 주를 대표할 수 있도록 수행되어야 한다.

② 객관성

  ㉠ 직원을 평가 또는 통제하는 도구가 아니라 직원의 장단점을 발견하고 능력을 향상시킬 수 있는 수단으로 활용해야 한다.

  ㉡ 편견 없이 객관적인 기준으로 평가하여 누구든지 인정할 수 있게 해야만 한다.

③ 차별성

  ㉠ 모니터링 평가는 서로 다른 스킬분야의 차이를 반드시 인정하고 반영해야 한다.

  ㉡ 기대를 넘는 뛰어난 스킬과 고객서비스행동은 어떤 것인지, 또 거기에 대한 격려와 보상은 어떻게 해야 하는지 등을 판단하는데 도움을 줄 수 있다.

④ 신뢰성

  ㉠ 평가는 지속적으로 이루어져야 하고 누구든지 결과를 신뢰할 수 있어야 하므로 평가자는 성실하고 정직해야 한다.

  ㉡ 모든 평가자는 동일한 방법으로 모니터링을 해야 하며 누가 모니터링하더라도 그 결과가 큰 차이 없이 나와야만 신뢰를 획득할 수 있다.

  ㉢ 모니터링 평가표는 자세한 부분까지 평가할 수 있도록 세부적으로 되어있어야 한다.

⑤ 타당성

  ㉠ 고객들이 실제적으로 어떻게 대우를 받았는지에 대한 고객의 평가와 모니터링 점수가 일치해야 하고 이를 반영해야 한다는 것을 의미한다.

  ㉡ 모니터링 평가표는 고객응대 시의 모든 중요한 요소가 포함될 수 있도록 포괄적이어야 한다.

  ㉢ 고객을 만족시킬 수 있는 행동들은 높게 평가해야 하며 고객불만족 행동들은 낮게 평가될 수 있도록 설정되어야 한다.

⑥ 유용성

  ㉠ 위에서 제시한 다섯 가지 요소들은 대표적이고 객관적이며 신뢰할 수 있는 유용한 데이터를 만들기 위한 것이다.

  ㉡ 정보는 조직과 고객에게 영향을 줄 수 있어야만 가치를 발휘하게 된다.

(5) 모니터링 활용방법

① 모니터링의 기본프로세스는 목표설정–평가척도구성–실행평가 및 분석 –직원 피드백의 과정을 거친다. 모니터링은 우선 모니터링 목표(정성적 목표/정량적 목표)를 설정하고, 이를 평가하기 위한 평가척도를 구성하며, 평가척도를 기준으로 모니터링을 실행하고 평가결과를 분석하며 분석결과를 직원에게 피드백하는 과정을 갖는다.

② 모니터링 과정을 통해 나온 데이터는 서비스품질을 측정하고, 직원의 개별적인 코칭과 향후 보상의 근거로 활용된다. 보상은 확실한 동기부여가 될 뿐만 아니라 모니터링을 감시가 아닌 직원 자신을 발전하게 하는 수단으로 인식할 수 있도록 해준다.

③ 모니터링 결과를 통해 직원 개개인과 병원 전체의 교육 니즈를 명확히 알 수 있게 해 준다.

④ 모니터링을 통해 드러난 개개인의 자질을 분석하여 직원선발과정에서의 문제점을 파악하여 다음 선발과정에서 선발기준을 재조정할 수 있다.

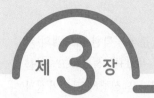

실전문제

01 다음 보기의 내용이 설명하는 것은?

> 병원이 제품이나 서비스를 판매할 목표시장을 선정하기 위하여 고객들 간에 존재하는 차이를(상이한 욕구, 행동 및 특성 등) 기준으로 전체 시장을 연관된 부분들로 나눔으로써 효율적인 마케팅활동을 수행하고자 하는 과정

① 병원프로세스
② 시장세분화
③ 병원이미지 관리를 위한 액션플랜
④ 고객의 소리

해설
일정기간에 걸쳐서 특정제품의 마케팅에 대한 예상반응이 유사한 고객들을 집단화하는 시장세분화에 대한 설명이다.

02 병원의 시장세분화전략 내용이 아닌 것은?

① 전체시장 가운데 매력시장을 선택한다.
② 성장잠재력이 큰 지역을 선택한다.
③ 환자를 사로잡을 수 있는 커뮤니케이션전략을 수립한다.
④ 경쟁자의 관심을 끌도록 한다.

해설
소비자의 관심을 끌도록 하여야 한다.

03 **시장세분화에 대한 다음 설명 중 옳지 않은 것은?**

① 세분화된 시장에 적합한 제품을 개발한다.

② 세분화된 제품을 전제로 하는 차별적 마케팅을 시행하거나 혹은 세분시장만을 중심으로 하는 집중적 마케팅을 시행하려고 하는데 있다.

③ 소비자의 동일한 욕구가 존재하여야 한다.

④ 한 제품으로 전체 소비자 시장의 욕구를 동시에 충족시키기 곤란하여야 한다.

소비자의 상이한 욕구가 존재하여야 한다.

04 **시장세분화에 대한 고객행동변수 중 심리분석적 변수에 해당하는 것은?**

① 라이프스타일

② 태 도

③ 사용률

④ 구매준비

고객행동변수

심리분석적 변수	인지 및 행동적 변수
• 취 미 • 개 성 • 사회계층 • 라이프스타일	• 태 도 • 추구편익 • 구매준비 • 충성도 • 사용률 • 사용상황 • 이용도

05 **시장세분화 기준변수 중 인구통계적 변수에 해당하는 것은?**

① 국내 각 지역
② 인구밀도
③ 교육수준
④ 기 후

해 설

고객특성변수

지리적 변수	인구통계적 변수	
• 국내 각 지역 • 인구밀도 • 도시 크기 • 해 외 • 기후 등	• 나 이 • 성 별 • 가족 규모 • 가족 수명주기 • 소 득 • 직 업	• 국 적 • 인 종 • 언 어 • 교육수준 • 종교 등

06 **세분시장의 분석대상인 3C에 해당하는 것은?**

> ㉠ 고객(Customer)
> ㉡ 자사(Company)
> ㉢ 경쟁사(Competitor)
> ㉣ 지도자(Commander)

① ㉠, ㉡, ㉢
② ㉠, ㉢, ㉣
③ ㉠, ㉡, ㉣
④ ㉡, ㉢, ㉣

해 설

3C (Compnay, Competitor, Customer) 분석은 같은 고객을 대상으로 해서 경쟁하고 있는 자사와 경쟁사를 비교 · 분석하여 어떻게 경쟁에서 이길 것인가를 찾아내는 것이다.

07 시장세분화전략수립의 과정이 순서대로 바르게 나열된 것은?

> ㉠ 마케팅믹스 전략 ㉡ 표적시장 선택(누구한테)
> ㉢ 기업의 현재상황 파악 ㉣ 소비자욕구의 발견
> ㉤ 시장의 분할(어디에) ㉥ 포지셔닝전략 개발(어떻게)

① ㉢-㉣-㉠-㉡-㉤-㉥
② ㉢-㉣-㉤-㉡-㉥-㉠
③ ㉠-㉡-㉢-㉣-㉤-㉥
④ ㉣-㉤-㉢-㉥-㉠-㉡

해설

시장세분화전략수립의 과정은 기업의 현재상황을 파악해서 마케팅믹스 전략을 수립하는 과정이다.

08 STP 전략과 가장 거리가 먼 것은?

① 고객의 니즈와 선호에 부응
② 개별고객
③ 고급 데이터베이스마케팅을 활용
④ 대중마케팅

해설

STP는 기존의 매스마케팅, 즉 대량생산과 대중마케팅 체제의 종언을 고하는 것이라 할 수 있다. 과거와 달리 경쟁제품이 많아지고 신속하게 진입할 수 있는 시대가 됨에 따라, 매스마케팅은 종언을 고하게 되고, 마케팅의 목표가 점차 개별고객을 찾고, 그들과의 장기적 관계를 유지할 수 있도록 고급 데이터베이스마케팅을 활용하는 것이 목표가 되고 있다.

09 STP 전략에서 'S'가 의미하는 것은?

① 시장세분화 ② 표적시장 선정
③ 포지셔닝 전략 개발 ④ 대량마케팅

해설

STP 전략
- S (Segmentation) : 시장세분화
- T (Targeting) : 표적시장 선정
- P (Positioning) : 포지셔닝 전략 개발

10 포지셔닝 전략 개발과 관련이 있는 것은?

① 세분기준화 변수사용
② 비차별화 마케팅
③ 제품컨셉 설정
④ 집중마케팅

해설

포지셔닝 전략 개발 단계에서 제품위치도 작성과, 제품컨셉이 설정된다.

11 비차별화마케팅의 특징으로 옳지 못한 것은?

① 세분시장의 차이를 무시하고 한 가지 제품만으로 전체 시장에 접근하는 마케팅이다.
② 다양한 소비자의 욕구를 만족시킬 수 있다.
③ 대량생산 및 대량마케팅으로 비용의 경제성을 실현한다.
④ 경쟁사가 쉽게 침범이 가능하다.

해설

비차별화마케팅은 다양한 소비자의 욕구를 만족시키지 못한다는 단점을 가지고 있다.

12 차별화마케팅의 장점에 해당하지 않는 것은?

① 소비자 인식 및 이미지 강화
② 높은 판매량
③ 지배적 시장점유율
④ 비용의 저렴

해설

차별화 마케팅은 비용이 과다하게 소요되어 수익의 저하가 우려된다.

13 집중마케팅의 특징을 바르게 나열한 것은?

> ㉠ 하나 혹은 몇 개의 세분시장에 집중함으로써 그 시장 내 높은 점유율을 확보하려고 하는 마케팅
> ㉡ 한정된 자원으로 효율극대화
> ㉢ 좁게 분류한 시장의 욕구에 더욱 부합
> ㉣ 소기업이 대기업에 대응하여 경쟁이 가능
> ㉤ 소비자기호변화에 신속하게 대응 가능

① ㉠, ㉡, ㉣, ㉤   ② ㉠, ㉢, ㉣, ㉤

③ ㉠, ㉡, ㉢, ㉤   ④ ㉠, ㉡, ㉢, ㉣

해설
집중마케팅은 소비자의 기호변화에 따라 순식간에 시장이 사라질 위험이 있다.

14 포지셔닝 전략에 대한 설명으로 옳지 않은 것은?

① 표적시장 선정 후 기업은 자신이 제공하는 제품이나 서비스의 핵심혜택들을 표적고객에게 알리기 위하여 자사의 상품을 포지셔닝해야 한다.
② 포지셔닝이란 상품의 핵심혜택과 차별화를 고객의 마음속에 심기 위한 노력이다.
③ 재포지셔닝은 이미 고객의 마음에 구축된 이미지를 유지하고 강화할 때 중요하다.
④ '최고로 잘하는 것'의 관점에 의한 포지셔닝이다.

해설
재포지셔닝은 고객의 마음속에 자리 잡힌 기존의 서비스에 대한 이미지를 변화시키는데 사용된다.

15 최근에는 병원에서도 전문적인 '의료서비스'에 대한 개념이 필요한 시대가 오고 있다. 이러한 의료서비스마케팅의 절실한 필요성이 아닌 것은?

① 높은 의료보험 수가
② 대형병원 설립으로 인한 공급과잉
③ 의료에 대한 환자의 기대와 욕구의 증가
④ 의료개방에 따른 심각성

해설
현재 의료계를 둘러싼 병원 외부환경 중 위협요인으로는 낮은 의료보험수가로 인하여 경영난이 가중되고, 대기업들의 의료시장진출 등으로 인하여 환자감소와 인력난이 심화되고 있으며, 특히 중소병원의 경영난은 심각한 수준이라는 것 등이 있다.

16 마케팅 개념의 변화 순서가 바르게 나열된 것은?

> ㉠ 마케팅지향
> ㉡ 고객가치지향
> ㉢ 생산지향
> ㉣ 판매지향

① ㉢-㉣-㉠-㉡　　　　　② ㉢-㉠-㉡-㉣
③ ㉢-㉣-㉡-㉠　　　　　④ ㉠-㉢-㉡-㉣

해설
마케팅 개념의 변화
생산지향→판매지향→마케팅지향→고객가치지향

17 판매에 대한 마케팅의 특징에 해당하지 않는 것은?

① 고객을 어떻게 만족시킬 것인가에 대한 고객지향적인 사고방식
② 기업지향적
③ 소비자욕구의 강조
④ 창조적 활동

해설
판매가 기업지향적인 반면 마케팅은 시장지향적이다.

18 제품마케팅에 대한 서비스마케팅의 특징으로 옳지 않은 것은?

① 고객과의 관계형성 유지
② 참여와 상호작용에 의해 이루어짐
③ 행위와 과정에 의해 이루어짐
④ 가격에 민감함

해설
서비스마케팅은 가격책정이 어려운 특성으로 인하여 가격의 민감도가 낮은 편이다.

19 MOT 마케팅에 대한 설명으로 틀린 것은?

① MOT (Moments of Truth)는 접점마케팅 즉, 고객과 접하는 모든 순간을 의미한다. 단한 순간에서 고객에게 부정적인 인상을 주게 되면 전체적인 평가가 부정적이 될 수 있다.

② 곱셈의 법칙이 적용된다.

③ '고객에게 어떠한 인상을 심어주고 고객을 얼마나 만족시키는가?'가 핵심이다.

④ 각 구성원들의 접점활동은 병원 이미지와 바로 직결되므로 임기응변적 응대가 필요하다.

해설
각 구성원들의 접점활동은 병원 이미지와 바로 직결되므로 매뉴얼화된 응대가 필요하다.

20 구전마케팅과 관계가 없는 자는?

① 충성도가 높은 고객

② 병원임직원

③ VIP 고객

④ 불만환자였다가 만족을 느끼게 된 고객

해설
구전마케팅은 고객 간에 서로 주고받는 의사교환에 의한 마케팅으로, 주로 충성도가 높은 고객, VIP 고객, 불만환자였다가 만족을 느끼게 된 고객이 구전마케팅의 축을 담당한다.

21 온라인마케팅의 특징과 관련이 없는 것은?

① 정보제공자와 수용자 간의 커뮤니케이션이 용이하다.

② 시공간의 제약이 없고 무제한적으로 정보공유가 가능하다.

③ 비용이 많이 든다.

④ 소비자의 입장에서는 자신의 의견반영이 가능하다.

해설
기업과 소비자 간에 직접 거래로 비용절감의 효과가 있다.

22 병원마케팅 전략이 아닌 것은?

① 상위 경영자 관계 세미나 출석
② 마케팅 담당 중역 영입
③ 외부의 마케팅 자문회사의 조력
④ 내원하는 환자만 수동적 관리

해설

병원마케팅을 위해서는 내원하는 환자나 기존 환자에 대한 데이터베이스로 구축하고, 이를 바탕으로 관계마케팅(CRM)을 실시하여 잠재환자까지도 신규환자로의 전환을 시도하여야 한다.

주요 마케팅 전략

- 의료의 질 향상
- 환자의 만족을 최우선 과제로 함
- 이용자의 편리를 최대한으로 고려
- 지역사회로 나아가는 프로그램개발(지역사회에 대한 정기적인 무료 진료나 교육 등의 실시)
- 병원특별행사나 정규적인 프로그램을 통해 지역주민들의 병원방문기회제공
- 병원을 방문하는 환자보호자나 손님들을 병원의 소중한 마케팅소스로 활용
- 기존환자에 대한 지속적인 유대관계 유지
- 주변 의료인 및 의료기관과의 긴밀한 관계유지
- 시대의 변화와 주위환경 여건의 변이에 신속한 반응과 적절한 대응
- 항상 새로운 감각의 아이디어 창출

23 의료마케팅의 필요성에 대한 설명으로 옳지 않은 것은?

① 의료경쟁의 심화
② 의료산업에서 의료복지로의 개념의 이동
③ 고객의 힘이 증대
④ 프로슈머의 시대

해설

종전에 병원경영이 국민의 건강과 복지의 향상·증진을 도모하는 것이었다면, 최근에는 의료분야에서 고객만족을 통한 이윤창출을 꾀하고 부수적으로 높은 생산유발효과와 고용창출효과 등을 목적으로 한 의료산업으로 개념이 이동하면서 의료마케팅의 필요성이 증대하였다.

24 다음 중 마케팅의 4P에 관한 설명에 해당되지 않는 것은 무엇인가?

① Product : 제품 또는 서비스의 질
② Promotion : 제품 소비를 촉진하는 활동, 홍보, 커뮤니케이션 등
③ Program : 고객감동 프로그램
④ Price : 가격설정

해설
마케팅 4P
제품(Product), 가격(Price), 배급경로(Place), 촉진(Promotion)

25 기존의 제품마케팅 전략은 4가지 요소(4P)로 이루어졌다. 서비스마케팅은 4P 이외에 3가지 요소가 추가되었다. 추가된 3가지 요소가 아닌 것은?

① Price
② Person
③ Process
④ Physical Evidence

해설
Price는 기존의 마케팅 4P에 해당한다.

26 병원마케팅 전략에서 비차별적 마케팅전략에 해당하는 것은?

① 광범위한 서비스 제공으로 포지셔닝
② 박리다매 전략
③ 병원을 이용함으로써 편리한 생활공간을 제공
④ 다양한 광고매체 및 인적판매 활용

해설
• 차별화 전략을 수행하는 병원은 경쟁자와 차별화되는 광범위한 서비스를 제공하기 때문에 포지셔닝을 유지해 나가려면 세분화된 전문인력을 확보해야 할 것이다.
• 차별화 전략을 수행하는 병원은 병원을 이용함으로써 편리한 생활공간으로 만들고 휴일에도 진료해 시간적 접근을 쉽게 하고, 정보적으로 접근을 쉽게, 특히 전문진료의 경우 컨설팅 개념에 의해 서비스를 제공하도록 한다.
• 차별적 전략을 수행하는 병원은 다양한 광고매체 및 인적판매를 활용한다.

27 다음의 빈칸에 들어갈 적당한 말은?

구 분	기존마케팅	관계마케팅
고객을 보는 시각	판매의 대상	㉠
업체와 고객 간의 의사소통	일방적	쌍방향
경제 패러다임	규모의 경제	㉡
마케팅성과 측정의 지표	시장 점유율	㉢
차별화 및 관리의 초점	제 품	고 객

① ㉠-동반자, ㉡-범위의 경제, ㉢-고객점유율
② ㉠-동반자, ㉡-장기간의 경제, ㉢-제품점유율
③ ㉠-소비자, ㉡-단기간의 경제, ㉢-고객점유율
④ ㉠-소비자, ㉡-대량생산 · 대량판매, ㉢-제품점유율

해설

㉠ 기존의 마케팅에서처럼 판매의 극대화를 목표로 하는 구매자의 입장에서, 고객과의 장기적 거래유지를 통한 수익창출을 유지하는 동반자로 보는 견해이다.

㉡ 규모의 경제에서 범위의 경제로의 전환이다. 기존에는 주로 가능한 한 많은 고객에게 많은 제품을 판매하는 대량생산, 대량판매에 의한 규모의 경제를 지향했다면, 관계마케팅은 한 고객에게 다양한 제품을 판매하거나 거래기간을 장기간 연속적으로 유지하는 범위의 경제를 도모한다.

㉢ 마케팅 성과측정의 지표가 시장점유율에서 고객점유율로 바뀐다. 고객점유율은 한 고객의 생애가치 중에서 특정회사가 차지하는 비중을 의미한다. 종래에는 불특정다수의 고객을 하나의 동질적 시장으로 보고 이 시장에서의 점유율을 높이는 것이 주목표였으나, 관계마케팅에서는 고객 개개인을 하나의 독립된 시장으로 보고, 개별고객당 관련부분 지출액에서 자사상품매출의 비중 즉, 고객점유율을 높이려고 한다.

28 고객만족도 조사의 3원칙에 해당하지 않는 것은?

① 계속성의 원칙
② 정량성의 원칙
③ 정확성의 원칙
④ 단기성의 원칙

해설

고객만족도 조사의 3원칙

계속성의 원칙	• 정기적으로 계속 실시하여 그 전의 상태와 비교해서 그 추이를 파악할 수 있어야 한다.
정량성의 원칙	• 고객만족도 조사결과는 비교가능하도록 정량적인 조사이어야 한다.
정확성의 원칙	• 조사항목은 충분한가? 조사표본은 적절한가? 조사담당자는 적절한 조사능력을 갖고 있는가? 등을 고려하여 조사의 정확성을 면밀하게 검토할 필요가 있다.

29 고객의 병원서비스 평가기준으로 잘못된 것은 무엇인가?

① 고객들에게 약속한 것을 정확하고 믿을 만하게 제공할 수 있는 능력

② 고객들에게 보여주는 의료서비스 질과 예절, 그리고 고객들로 하여금 신뢰, 능력, 신용을 느끼게 해주는 능력

③ 물리적인 시설과 장비, 그리고 직원들의 태도와 외양

④ 문제를 해결할 때 고객 개개인의 민감한 욕구를 잘 알아차리지 않고 규정 강조

해설

문제를 해결할 때 고객 개개인의 민감한 욕구를 잘 알아차려 그 욕구에 맞는 서비스를 제공하여야 한다.

서비스 평가의 측정(SERVQUAL 모델)

차 원	의 미
신뢰성 (Reliability)	• 약속한 서비스를 믿게 하며 정확하게 제공하는 능력, 약속한 진료시간 준수, 진료비청구의 적절성 등이 평가대상이 된다.
확신성(보장성) (Assurance)	• 고객들에게 보여주는 의료서비스 질과 예절, 그리고 고객들로 하여금 신뢰, 능력, 신용을 느끼게 해주는 능력 등을 평가한다.
유형성 (Tangibles)	• 서비스는 보이지 않으므로 소비자들은 유형의 설비나 장치, 종업원들의 차림새 등으로 서비스의 질을 측정한다.
공감성 (Empathy)	• 문제를 해결할 때 고객의 개인적인 요구에 대한 배려, 고객에 대한 관심, 고객요구의 경청, 고객지향적인 시간배려, 진심어린 서비스 등을 평가한다.
반응성 (Responsiveness)	• 고객들의 다양한 요구에 얼마나 즉각적인 서비스를 제공하느냐를 평가대상으로 한다.

30 고객만족도 측정방법 중 조사비용이 많이 들어가지만 정확한 질문과 응답을 얻을 수 있는 조사방법은?

① 대인면접법
② 우편조사법
③ 전화조사법
④ PC 통신 조사법

해설

대인면접법은 비교적 긴 시간 동안 많은 질문을 할 수 있고 정확한 질문과 응답을 얻을 수 있다.

31 다음은 환자만족도 조사방법이다. 틀리게 설명한 것은?

① 환자를 대상으로 하는 의료서비스 조사는 정량적 방법과 정성적 방법의 조합이 필요할 때가 많다.

② 환자들은 평소에 원하는 만큼의 의사표현을 다하므로 실제적인 현장소리보다는 고객의 소리를 듣는다.

③ 얼마나 많은 사람들이 답변을 했나보다는 그들이 무슨 말을 했나에 귀 기울인다.

④ 자료의 수치보다는 환자의 말에 집중한다.

해설

환자만족도 조사는 환자의 살아있는 목소리를 들어야 한다.

32 설문지를 작성할 때 유의해야 할 사항으로 보기 어려운 것은?

① 가능한 한 쉽고 명료한 단어를 이용한다.

② 응답항목들 간에 내용이 중복되어서는 안 된다.

③ 하나의 항목으로 두 가지 내용을 질문해서는 안 된다.

④ 대답을 유도하는 질문을 하는 것은 괜찮다.

해설

유도하는 질문이나 강요하는 질문은 금지된다.

33 다음은 고객만족도 조사결과 고객의 만족도에 영향을 미치는 요소를 나열한 것이다. 고객의 만족도에 영향을 미치는 요소가 아닌 것은?

① 직원의 기술적 수준과 대인관계

② 의사의 기술적 수준과 대인관계

③ 시설과 장비의 고가성 및 용이성

④ 치료비용

해설

시설과 장비의 고가성 및 용이성은 시설과 장비에 대한 병원의 만족도에 해당한다.

34 전화조사법의 장점에 대한 설명으로 옳은 것은?

① 저렴한 비용 및 신속한 회답 등이다.

② 간단한 질문사항만 가능하다.

③ 전화소유자에게 한정되어 있다.

④ 비용이 많이 들고 시간도 많이 소요된다.

해설

전화조사의 장단점

장 점	• 표본분포가 폭 넓음 • 현장조사가 필요 없음 • 조사비용 저렴 • 신속한 정보획득 • 응답 회수율 높음 • 간단하고, 경제적인 회수
단 점	• 면접시간이 5분 이내이어야 함 • 질문이 짧고, 적절해야 함 • 질문유형이 제한됨 • 전화를 가지지 못한 사람, 전화부에 미기재된 사람은 면접할 수 없음

35 병원 모니터링의 개요가 옳은 것은?

① 병원서비스의 정도를 직접 관찰 · 평가하는 것이다.

② 병원서비스의 정도를 공공기관에서 객관적으로 평가하는 것이다.

③ 병원서비스를 일괄평가하는 것이다.

④ 병원서비스를 고객이 평가하는 것이다.

해설

병원 모니터링은 제3의 눈으로 객관적인 점검을 시행함으로 고객중심의 서비스를 만들어가는 것으로, 고객으로 가장한 사람으로 하여금 병원에서 진료를 받는 과정에서 경험한 강점, 약점을 보고하게 하는 것이다.
② 고객으로 가장한 사람이 평가한다.
③ 고객접점별로 평가 · 관리한다.

36 병원 모니터링을 하는 이유를 설명한 것 중 옳지 않은 것은?

① 병원서비스 품질을 재평가할 수 있다.

② 서비스 스킬을 향상시킬 수 있다.

③ 고객만족를 높일 수 있다.

④ 직원을 평가하여 인사고과에 반영한다.

해설

병원내부의 근무환경을 안정화하는 것이 목적이며, 병원직원의 평가를 위하여 모니터링하는 것은 아니다.

37 병원 모니터링의 분석대상 중 Human Ware에 해당하는 것은?

① 예약시간은 잘 지켜지는가?

② 필요할 때 쉽게 직원의 응대를 받을 수 있는가?

③ 장애인에 대한 편의시설이 잘 갖추어졌는가?

④ 직원들의 설명이 친절한가?

해설

병원 모니터링의 분석대상

구 분	주요 내용
Human Ware	• 직원들의 설명이 친절한가? • 인간에 대한 존엄성을 가지고 진료하는가? • 환자의 마음을 먼저 읽으려고 노력하는가? • 질문에 대하여 관심을 갖고 대답을 하는가?
Soft Ware	• 예약시간은 잘 지켜지는가? • 검사의 결과는 신속한가? • 필요할 때 쉽게 직원의 응대를 받을 수 있는가? • 민원시스템이 잘 갖추어져 있는가?
Hard Ware	• 병원 내 안내표지판이 잘 보이는가? • 승강기 사용이 편리하게 되어 있는가? • 장애인에 대한 편의시설이 잘 갖추어졌는가? • 주차시설이 잘되어 있는가? • 교통이 편리한가? • 위치는 접근하기 좋은가? • 병원 내 환자보호자 전용식당은 있는가?

38 성공적인 모니터링을 위한 6가지 요소에 해당하지 않는 것은?

① 대표성   ② 신뢰성

③ 주관성   ④ 유용성

해설

성공적인 모니터링을 위한 6가지 요소로 대표성, 객관성, 차별성, 신뢰성, 타당성, 유용성 등이 있다.

39 모니터링의 기본프로세스가 바르게 나열된 것은?

> ㉠ 평가척도구성
> ㉡ 실행평가 및 분석
> ㉢ 목표설정
> ㉣ 직원피드백

① ㉢-㉣-㉠-㉡

② ㉢-㉠-㉡-㉣

③ ㉢-㉣-㉡-㉠

④ ㉠-㉢-㉡-㉣

해설

모니터링의 기본프로세스는 목표설정-평가척도구성-실행평가 및 분석-직원 피드백의 과정을 거친다.

참고
문헌

• 권정선, 방두연, 한경순, 유은주, 최윤호 공저, 병원코디네이터 실무, 한국보건의료교육센터

• 김준호, 병원서비스 코디네이트 실전 워크북, 한국서비스진흥협회

• 병원서비스코디네이터과정 교재, 병원인간경영연구소

• 병원코디네이터 자격시험수험서, 대한병원코디네이터협회

• 서비스교육평가원, 병원코디네이터를 위한 실무와 관리, 기업교육개발원

• 황성완, 병원코디네이터, 보문각

좋은 책을 만드는 길
독자님과 함께하겠습니다.

도서에 궁금한 점, 아쉬운 점, 만족스러운 점이
있으시다면 어떤 의견이라도 말씀해 주세요.
시대교육은 독자님의 의견을 모아 더 좋은 책으로 보답하겠습니다.

www.edusd.co.kr

병원서비스코디네이터 입문에서 성공까지

개정2판2쇄 발행	2021년 01월 05일 (인쇄 2020년 09월 10일)
초 판 발 행	2013년 03월 19일 (인쇄 2013년 03월 19일)
발 행 인	박영일
책 임 편 집	이해욱
편 저 자	김성연
편 집 진 행	박종옥 · 윤소진
표지디자인	안병용
편집디자인	최혜윤
발 행 처	(주)시대교육
공 급 처	(주)시대고시기획
출 판 등 록	제 10-1521호
주 소	서울시 마포구 큰우물로 75 [도화동 538 성지 B/D] 9F
전 화	1600-3600
팩 스	02-701-8823
홈 페 이 지	www.edusd.co.kr
I S B N	979-11-254-4803-7 (13510)
정 가	25,000원

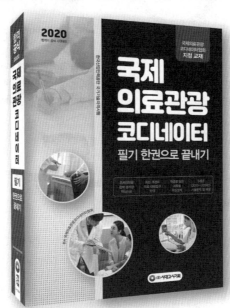

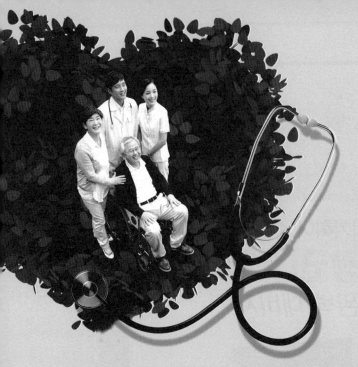
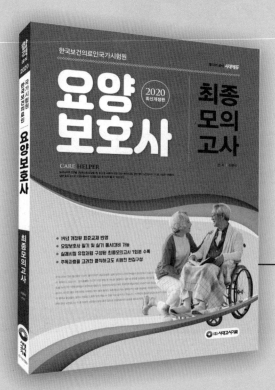

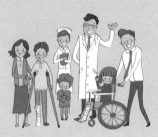

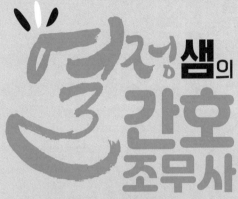

열정샘의
간호
조무사

핵심요약 +
실전 7회 모의고사

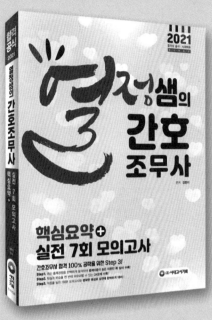

• 수없이 많은 합격생을 배출한 열정샘의 노하우가 담긴 도서

• 합격을 결정하는 핵심요약

  출제를 예상하는 실전 모의고사!

• 최신 출제경향을 완벽하게 분석하여 출제비중이 높은 이론만 콕 짚어 수록!

• 학습과 복습을 한 번에 마무리할 수 있는 OX문제 수록!

• 적중률 높은 7회분 모의고사와 명확한 해설로 실전에 완벽하게 대비!

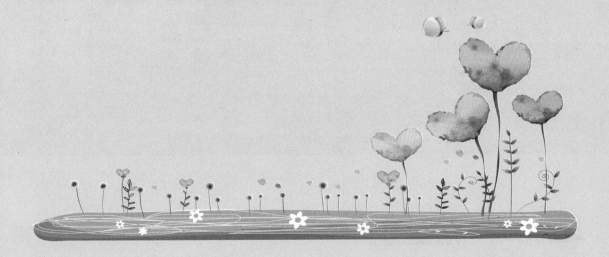

AI면접
이젠, 모바일로

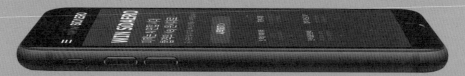

기업과 취준생 모두를 위한 평가 솔루션 윈시대로! 지금 바로 시작하세요.

www.sdedu.co.kr/winsidaero